百草拾珍 系列丛书

醫海存真

医海之水源于泉随诊实录

许太海◎著

中国科学技术出版社
·北 京·

图书在版编目（CIP）数据

医海存真 / 许太海著．－北京：中国科学技术出版社，2017.6（2024.6 重印）
ISBN 978-7-5046-7420-3

Ⅰ．①医… Ⅱ．①许… Ⅲ．①验方－汇编 Ⅳ．① R289.5

中国版本图书馆 CIP 数据核字（2017）第 027316 号

策划编辑	焦健姿　王久红
责任编辑	焦健姿　黄维佳
装帧设计	华图文轩
责任校对	龚利霞
责任印制	徐　飞

出　　版	中国科学技术出版社
发　　行	中国科学技术出版社有限公司
地　　址	北京市海淀区中关村南大街 16 号
邮　　编	100081
发行电话	010-62103130
传　　真	010-62179148
网　　址	http：//www.cspbooks.com.cn

开　　本	720mm×1000mm　1/16
字　　数	212 千字
印　　张	13.5
版　　次	2017 年 6 月第 1 版
印　　次	2024 年 6 月第 2 次印刷
印　　刷	河北环京美印刷有限公司
书　　号	ISBN978-7-5046-7420-3 / R·2010
定　　价	49.00 元

内容提要

　　鲁南民间中医许太海，临床经验较丰富，其个人临床医案以前未曾整理出版，现由百草居中医论坛协助整理成册。全书共分内科、外科、妇科、儿科、五官科，涵盖伤寒病、温热病、杂病等。本书涉猎疾病种类众多，病程要点详尽明了，证候剖析精细准确，治则处方有理有据，辨证观点切合实际，病因病机体会深刻。本书对充实中医临床经验、提高中医医技有较好的借鉴作用，可供广大中医工作者及中医爱好者参考阅读。

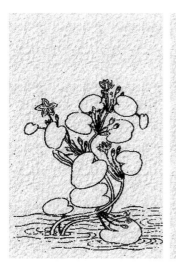 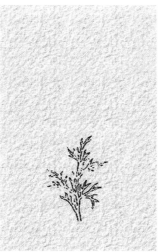 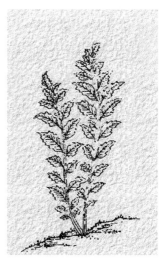

序 一

百草居中医论坛（以下简称"论坛"）中有很多值得我敬佩的老师，"医海之水源于泉"就是其中的一位。在很长一段时间里，拜读先生的文章，并从中受益，然于私下却很少有交流。其后《华夏中医拾珍》也收录了先生的部分文章，按惯例，出版后要给每位作者邮寄一本以作纪念，但总没收到先生的地址及相关的个人信息，所以，一直以来先生的真实姓名是什么、雅居何处、联系方式如何都是不得而知。乃至此事成为我心中的一个谜，医海之水源于泉老师在我的印象中也俨然成了类似隐居缥缈空林中的世外高人般人物。

2015年末，论坛不断受到不明攻击，管理层想尽办法也不能阻止，导致论坛频繁的不能登录。对于这些不懂网络技术的我们，最后的办法就是委托给王景兄，更换一个相对更稳定的程序。其间，我们也开始进行筹划已久的一些论坛改革，我们几个互联网的外行面临的是又一次挑战，挤压出正常工作外的点滴时间做这些事情，心中的沉重，让人感觉整个天空一直都是阴云密布一般。这时，在论坛短信息中收到医海之水源于泉老师的来信，大概意思是问：文章的积累已经有10万左右字，是否可以出版个人专辑？我回复：整理到一起，发给我看看再定。之后的几天，先生再无消息，我以为是另寻出版途径去了。

一天终于收到先生发送来的底稿，十几个电子文档，只有数字标号，即便打开来看其中内容，也只是知道都是医案，究竟如何分类编辑，简直一头雾水。后来了解到，原来先生除了比较熟悉论坛外，其他的网上交流工具都很陌生，即便这些，还是找年轻人做的。所幸先生的医案个个俱佳，整理过程也是一个学习的过程，时时启悟早就抵过了整理过程中的烦琐与沉闷，论坛事务带来的那片阴云也被老师的佳作冲散，心中又见一片晴空。

第一步工作就是要对全部医案进行重新归类。先生的医案涉及很广，内、外、妇、儿无所不及，这也与中医个体行医特点相符，医者没有选择的余地，遇到什么病就治什么病，所谓的中医分科，或许只是一些人的臆想，除小部分可以专科以外，大部分都是这种状况。文稿分为 5 大类：内科篇、妇科篇、儿科篇、外科篇、五官科。每篇的病种又大体按通行的排序方法进行排序。发送给我的底稿中有自序的目录，却没见自序的具体内容，后经先生补上，整个书稿的框架基本形成。

接下来就是对每个医案进行校对。可能是医案书写时间上的差异，体例上有些并不统一。整理中各案都以主诉、诊断、辨证、治疗原则、处方、用法、疗效、体会、注，这样一种格式进行。每个病种下有数案的，案与案在诊治时间上，有先后颠倒的情况，但并不影响读者学习，所以尊重先生的原有顺序列于下，不做调整。姓名，原为某某的，改为某；就诊时间按原稿格式保留，0 改为〇；体温、血压按通用惯例改为数字；处方中药物剂量克改为 g。先生特意提到案中的处方、剂量不能改动，可见先生的求实态度，但有少数处方中用别名的药物，在征得先生同意后改为通用名。有些诊断病名经反复查对后改为通用病名，个别古病名，为尽量保持原貌，适当保留。案中记述、处方，用量，除明显错别字予以改正外，不再变更。

整书尽量保存了中医临床诊治的真实情况，鉴于中医治疗有其辨证论治的特点，阅读过程中，学习其理法则可，照搬方药则非。在整理过程中，我个人也把自己的一些读案后的想法附录于后，虽属狗尾续貂之举，还是希望对诸位阅读医案有所帮助。

残雪将消尽，树头几枝新，同道勤耕作，中医必逢春。整个整理过程，大体如此，仅记数语于此，以为序。

孙洪彪（号：三先生）

丙申春

序 二

余父（亦师）许太海，鲁南民间中医。行医数十年，擅长内科、外科、儿科，亲自诊治慢性疾病较多，积累了丰富的临床经验。数十年如一日，全心全意地为患者服务，深受当地群众喜爱。为了发扬中医学，更好地为中医学添砖加瓦，向即将实施的《中医药法》献礼，余父心潮澎湃，兴奋至极。因此，不揣浅陋，将自己数十年的诊疗经验整理成册，供同志们参考。

余父酷爱中医学，博览医籍，广收验方，经常进山采药，不辞劳苦，亲尝药性，亲手炮制，善借西医之长，弥补中医之短，故而疗效卓著。

余父自喻药鼠，内服药物均亲自尝验，自认为中医学起源于中草药，药才是治疗疾病的根本，纵有千方万剂，但是药理规律恒定少变，多种方剂的最小单位就是药，是药理的高效组合。

余父认为，多数疾病的发生都有一定的病因病理，而病因病理都由生理上的平衡失调所致，应利用人体生理病理阐述病因引发疾病的过程，也就是说病因千万种，引发疾病的病机规律恒定少变。

余父认为，掌握人体的生理、病理、药理十分关键，无论何科疾病、何处患病，病情多么错综复杂，运用这一恒定少变规律，临床上均可运用自如，方寸不乱。

用药如用兵，对于偏性药物，常常把剂量分成不同梯队，一般分为最小治疗量、一般治疗量、最大治疗量、中毒量、致死量。

组方上，善于运用组方原理，不限于主治何病、何证，灵活运用。

余父最大的心愿，就是把自己几十年的临床经验，毫无保留地贡献给中医学事业,更好地为广大人民群众解决痛苦,该书在百草居中医论坛的鼓励下,以及孙洪彪老师的大力协助，三易其稿，终将《医海存真》得以付印，实现了余父的最大愿望，在此表示衷心感谢。

许悦　杨帆

丙申春

目　录

医海存真
医海之水源于泉随诊实录

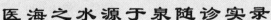

内科篇　·　外科篇　·　妇科篇　·　儿科篇　·　五官科篇

001　第一篇　内科篇

本篇主要记述常见内科所属疾病的病因、病机及证治观点，多属于伤寒病、温热病及杂病范畴。涉及的辨证方法较多，如六经辨证、三焦辨证、卫气营血辨证、脏腑辨证、经络辨证，但以脏腑辨证为重中之重，且容易掌握。该篇记录内科疾病四十余种，每种疾病都有各自鲜明的特点，一目了然。对发病及诊疗过程记录详尽、充实、可靠，对疾病特征检查真实细致，有些疾病同时还借用了西医检查的相关数据，力求经得起验证。处方多以中医方剂学中的方剂为框架，未倚重过于偏性的药物，贵在和平。每案如能闭目静思，必有所得。

101　第二篇　外科篇

　　外科是中医的重要分科，涉猎范围广泛。本篇记录了疮疡、皮肤疾病、乳房疾病、瘿病、肛门疾病及急腹症等内容。外科疾病虽然诊疗难度较大，但是许多疾病都有一定的规律可循。内科基础十分重要，胆大心细，不怕脏，是医生的基本素质，减少患者痛苦，防止病情危变，医生义不容辞。本篇对某些早期急腹症的诊断治疗，颇具一格，甚至可免于手术之苦，可谓效、便、快、简。

133 第三篇　**妇科篇**

本篇主要记录了一些女性特有疾病的诊疗,如月经病、带下病、妊娠病、产后病及妇科杂病。由于女性的解剖及生理病理有其特殊性,因此病种不同,治法各异。女性同胞肩负延续后代主要责任,保障她们的身体健康,防治妇科疾病发生,减少遗传疾病,对优生优育尤为重要。本篇对妊娠的早期诊断及不孕症的诊疗,让患者自测基础体温,可明显提高准确率,具有现实意义。

163 第四篇　**儿科篇**

小儿的生理特点是脏腑娇嫩,形气未充,生机勃勃。病理上发病容易,变化迅速,易虚易实,易寒易热。但小儿属纯阳,活力充沛,易趋康复。病因以外感病较多,饮食次之,胎毒致病较为广泛,不可忽视,篇中还附有专论。本篇中对麻疹的诊断治疗,独具匠技,有益临床。

179 第五篇　五官科篇

　　本篇记录了包括眼、耳、鼻、咽、喉、口齿等窍病，它们皆为五脏之门户。如脾气通于口，肺气通于鼻咽喉，肝开窍于目，肾气开窍于耳，即五脏疾病通过经络发生于上窍的临床表现。本篇虽然病种复杂，但是按照脏腑经络辨证规律，调和脏腑经络阴阳平衡之法治疗，合以某些特定药物，皆能水到渠成，具有一定的借鉴意义。

第一篇　内科篇

> 　　本篇主要记述常见内科所属疾病的病因、病机及证治观点，多属于伤寒病、温热病及杂病范畴。涉及的辨证方法较多，如六经辨证、三焦辨证、卫气营血辨证、脏腑辨证、经络辨证，但以脏腑辨证为重中之重，且容易掌握。该篇记录内科疾病四十余种，每种疾病都有各自鲜明的特点，一目了然。对发病及诊疗过程记录详尽、充实、可靠，对疾病特征检查真实细致，有些疾病同时还借用了西医检查的相关数据，力求经得起验证。处方多以中医方剂学中的方剂为框架，未倚重过于偏性的药物，贵在和平。每案如能闭目静思，必有所得。

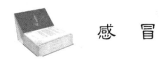

感　冒

医案1　周某，男，4岁。一九八五年十月三十一日来诊。

主诉：鼻塞头痛1小时。

现病史：今天上午，患儿与小朋友一起玩耍，大汗不断。午餐时家长发现患儿鼻塞流涕，进而出现头痛，喝稀饭时出汗，微渴。大便干，小便常可。测腋下体温36.6℃，心肺未闻及病理性杂音。舌质淡红，舌苔薄白，脉象浮微数。

诊断：感冒。

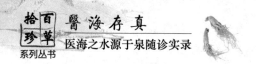

辨证：风寒表虚。

治疗原则：解肌发表。

方剂：自拟桂苏汤。

处方：桂枝 9g，紫苏叶 6g，霜桑叶 6g，生地黄 10g，溶冰糖 30g 为引。

用法：水煎服，取汗。

疗效：次日即愈。

体会：深秋季节，汗后感受风寒夹燥，邪郁肌表，肺气失宣，窍道不利，故鼻塞流涕，头痛，口渴便秘。

注：小儿脉搏较成年人快速，所以微数相当于缓脉。

医案 2 某男，5 岁。一九八五年十月十七日初诊。

主诉：头痛 2 天。

现病史：昨天早晨，患儿突然兴奋，拒不穿衣，下地奔跑，10 时左右直呼头痛。遂到某所就诊，测体温 36.7℃，医生诊断不详，给予阿尼利定（安痛定）1 支，肌内注射，服药片数种（药名不详），移时好转，下午又注射 1 次。今天早晨，患儿又呼头痛，不愿出门，依偎家长，流清涕，无汗，头痛部位不确定，第一指前头部，不渴。体温 36.8℃，舌质淡红，舌苔薄白，脉象浮紧。

诊断：感冒。

辨证：外感风寒。

治疗原则：疏风散寒。

方剂：麻黄汤加减。

处方：麻黄 3g，桂枝 6g，生地黄 10g，葱白 3 根，溶冰糖 30g 为引，一剂。

用法：水煎，药后盖厚被取汗。

疗效：一剂汗出而愈。

体会：外感风寒，邪犯肺卫，卫阳被遏，邪客肌表，故无汗头痛。在益阴的基础上使用汗剂，既能够发汗充实汗源，又能够使发汗不伤心阳，不伤阴津，可有效防止出现变证。

医案 3 徐某，女，36 岁。一九八五年十一月二十一日来诊。

主诉：发热、微咳 2 天。

现病史：昨天早上，衣着不慎，接着出现流清涕，午后症状加重，并伴有轻咳，发热。某所医生诊断为普通感冒，给予柴胡注射液肌内注射，口服药物数种（药名不详），今日症状有增无减，请求中药治疗。患者面白，流清涕，鼻塞欠通，多喷嚏，微咳，恶寒重，头痛，全身骨节疼痛，无汗，无食欲，口不渴，小便黄少不痛，大便可。体温 37.1℃，血压 100/60mmHg。月经周期延后，量少，色淡，末次月经十一月九日。舌质淡胖有齿痕，苔白腻，脉象沉紧。

诊断：感冒。

辨证：阳虚感冒。

治疗原则：温阳解表。

方剂：麻黄附子细辛汤加味。

处方：麻黄 10g，黑附子 15g，先煎 1 小时；细辛 3g，茯苓 10g，灯心草 10g，甘草 6g。

疗效：一剂汗出热退症除。

体会：阳加于阴谓之汗，阴阳相对平衡时，机体一般不出汗，当阳是阴的倍数时，机体就会通过发汗调节阴阳平衡，该患者恶寒重发热轻，面白不渴，舌淡胖有齿痕，脉象沉。考虑素体阳虚，尿黄少是使用发汗剂，而未及时补充水分所致。

医案 4　李某，女，22 岁，已婚。一九八六年六月十四日来诊。

主诉：寒战发热 1 夜。

现病史：患者劳动 1 天，昨天晚上洗浴后单衣良久。约 1 小时后突然寒战，继之发热，以为着凉，自服速效伤风胶囊、复方阿司匹林（复方乙酰水杨酸），2 小时后汗出热减。今晨稍微怕冷，微热，有汗，全身骨节酸痛，头脑昏昏沉沉，口微渴，未进餐，小便微黄，未大便。月经周期较准，量中，色正，无块，末次月经六月一日。舌质淡红，苔白腻。脉象沉弦。

诊断：感冒。

辨证：邪伏少阳。

治疗原则：和解少阳，兼以解表。

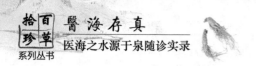

处方：柴胡12g，黄芩6g，姜半夏12g，党参30g，桂枝12g，干姜6g，甘草6g。

疗效：服药两剂痊愈。

体会：本例为少阳经变证，盛夏季节，劳力气伤，浴后腠理大开，风寒之邪直入少阳，邪居表里之间，枢机不利，邪正交争激烈，因而寒战发热。少阳之为病最忌发汗，汗后气津两伤，外邪深入欲向里传，因此出现恶寒发热关节酸痛，邪犯少阳，气机郁滞，木火之气，上扰清空，故头脑昏昏沉沉。治以和解之剂，小恙得愈。

注：复方阿司匹林（复方乙酰水杨酸），温热发汗峻剂，火力十足，服药1次，迅速出现少阳证变证的临床常有之。

> **三先生评**：感冒作为常见病，现代医学主要以对证治疗为主，病程多在1周左右。而中医在这方面经过千百年的经验积累，只要辨证准确，完全可以在一两日内解除病证而治愈。中医的这种优势不但可以缩短病程，减少病痛，更可以避免乱用抗生素、过度治疗等社会弊端，极其必要引起广泛重视。尤其中医从业者，更不应该因其病小而忽视，此病虽小，却充分体现了中医辨证论治特点。就以上医案来看，医案1的外感夹燥，医案2的风寒外束，医案3的阳虚，医案4的邪伏少阳，虽同为外感，却因感邪季节的影响，平素体质因素，邪气侵入的深浅，以及临床见证的不同，而处方用药各异，不过其愈却皆在一二剂间。可见一个初入医门者，如果能像许老师一样，在感冒这类小病的治疗中熟练应用好中医独特的诊治方法，将会为成就一名合格的中医打下坚实的基础。

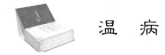

温　病

医案1　李某，男，8岁。四月八日来诊。

主诉：壮热、恶热3天。

现病史：平素患儿体质较佳，3天前突然发热，体温39℃，立即前往某院就诊。经过血液化验，医生确诊为病毒感染，给予抗病毒口服液，布洛芬口服，同时静脉滴注多种抗生素，病情有增无减。患儿面色红赤，鼻翼未见煽动，扁桃体未见明显肿大，恶热，服药后多汗，口渴，尿少，大便干燥，体温39.4℃，舌质红，苔白厚燥，脉象洪数。

诊断：风温。

辨证：气分证，阳明经证。

治疗原则：辛寒清热。

方剂：白虎汤加减。

处方：石膏粉40g，肉知母6g，淡竹叶3g，蝉蜕3g，炒白僵蚕20g，旱半夏8g，陈皮6g，枳实3g，焦山楂20g，薏苡仁20g，竹茹球10g，甘草3g，溶冰糖30g为引。两剂。

疗效：3天前，遇其母，言药后当日大热即退。

体会：此例辨证要点在于壮热恶热，口渴多汗，面红赤，舌质红，脉象洪数。此为阳明经热证。

医案2　李某，女，3岁。一九八九年八月二十四日来诊。

主诉：腹痛、脓样便1个月余。

现病史：患儿素有咳喘病史，1个月前，突然发热咳喘，遂到某院就诊，医生检查后诊断为毛细支气管肺炎。入院后，经过输液，口服药物治疗1周，发热、咳喘锐减，但是患儿又出现腹痛便脓，病区内也有不少类似患儿。医生验血等检查，确诊为副伤寒，使用药物不详，治疗20余天，效果欠佳。出院后针灸推拿治疗，至今未愈。患儿肤白体胖，巩膜皮肤无黄染，喉中有痰鸣音，无寒热，多汗，腹胀纳差，口渴多饮。大便每日 4～6 次，便前有时腹痛，脓样便，小便常可。肝右侧肋缘下 2.5cm，触及质软，脾未触及。舌质红苔白厚浊，脉象数。

诊断：湿温（副伤寒）。

辨证：湿热挟滞。

治疗原则：清热化湿，消食化滞。

处方：茵陈 10g，藿香 8g，厚朴 3g，炒杏仁 5g，生山楂 30g，焦山楂 30g，陈皮 3g，竹叶 3g，茶叶 10 片，溶冰糖 100g 为引。

疗效：服药一剂，泻下黏液粪团数枚，病愈。

体会：患儿御外功能偏差，盛夏季节，外感湿热，内伤食滞，内外合邪，结于中焦，阻碍气机，脾胃升降失常，故腹胀纳差，湿热挟滞，下注肠间，气血不畅，故腹痛便脓。

注：俗话说，饿不坏的伤寒病，意思即该病忌食干硬、刺激性强的食物、药物，且不能过饱，否则因久泄便脓，肠壁因溃疡而变薄，容易出现肠穿孔。

医案 3 某女，36 岁。一九九一年十二月二十八日初诊。

主诉：咳嗽、发热 1 个月，逐渐加重。

现病史：患者早晚咳嗽、咳白痰 10 余年。1 个月前，到邻居家串门，突受炊烟熏呛，第二天咳嗽流涕，羞明流泪。卫生所给予头孢拉定等静脉滴注，口服抗过敏药物，6 天来咳嗽有增无减。随后到某院求治，胸透显示两肺纹理增多紊乱，以慢支急发收入院，治疗 5 天效果欠佳（用药不详）。第 6 天改为氨苄西林，滴注后约 10 分钟，患者出现寒战，医生诊断为输液反应，经过 20 分钟又出现高热，医生用药水滴鼻后减退。此后出现发热少汗，干咳加重。住院 20 天病情越来越重。今来我处求治。患者中年女性，干咳不断，咳时面红，无呕吐，无流涕，不恶寒，出汗少、目赤羞明多泪，口干微渴，二便可，咽淡红，全身无皮疹，体温 37.2℃，血压 130/90mmHg。舌红苔黄厚，脉象浮滑数。

诊断：成人麻疹。

辨证：疹前期。

治疗原则：辛凉透疹。

方剂：自拟宣毒透疹汤。

处方：升麻 10g，粉葛根 10g，柽柳 15g，射干 8g，炒牛蒡子（捣）8g，蝉蜕 10g，生山楂 20g，焦山楂 20g。两剂。

嘱：忌猪油，避风。另用，氯霉素眼药水滴眼。

十二月三十日二诊：服药两剂，今晨发现前额起许多红疹，扪之碍手。检查发现口腔颊黏膜第二白齿处，密布灰白色斑点，针头大小，周围红润。守前方加淡竹叶 3g，甜地丁 15g。

一九九二年元月一日三诊：疹布全身，热退咳减。继续清解余毒善后。处以甜地丁 15g，淡竹叶 3g，水煎服。

体会：成年人麻疹比较少见，容易误诊，误治。虽然症状不典型，但是羞明多泪的特点比较鲜明。

> **三先生评：**温病之治多从叶氏卫气营血辨证方法，故医案 1 诊断首列"气分证"，然于六经辨证属于"阳明经证"，故列于次。阳明经证主方为白虎汤，见证中又有苔白厚，大便干燥，故方中更加化痰通结药以为辅助，有苍术白虎汤法意，而用药更能随证变通。医案 2 诊断明确，西医常规治疗，效果欠佳，中医按湿热挟滞一剂而愈，疗效之高下可谓对比鲜明。医案 3 之麻疹，儿童高发，成人少见，且前驱期间无特异性指征支持，先生全凭经验，抓住"羞明多泪"果断诊断及时治疗，前后三诊病愈，确实可师可法。

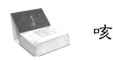

咳　嗽

医案 1　梁某，女，46 岁。二〇〇五年十月九日来诊。

主诉：咳嗽气短 10 余天。

现病史：近几年来，患者经常咳嗽气短。10 天前，淋雨后出现咳嗽，音哑。

某院诊断不详，给予头孢类抗生素治疗 1 周，病情有增无减，今来我处求治。患者中年女性，面色红赤，微恶寒，有汗不多，服感冒药后出汗较多。前头部疼痛，咳嗽咯白痰，质稀有沫，晨起咳剧，嗓音嘶哑，气逆而喘，饮食一般，二便常可，舌质红苔薄黄，脉象浮缓。

诊断：咳嗽。

辨证：外寒内热。

治疗原则：宣肺散热，止咳化痰。

处方：前胡 20g，炒杏仁 10g，石膏 30g，薏苡仁 40g，旱半夏 10g，射干 10g，陈皮 10g，炙枇杷叶 10g，霜桑叶 10g。

十月十三日二诊：服药三剂，咳嗽气短现象骤减，效不更方，再服三剂获愈。

体会：患者素体蕴热，初秋燥热偏胜，冒雨感受风寒湿邪，寒邪束表，肺热内郁，气逆冲上，故咳嗽气短音哑。

〔医案 2〕 张某，女，86 岁。二〇一二年一月二十五日来诊。

主诉：干咳 35 年。

现病史：一九七七年二月，患者为老伴抓药，迎风步行 10 余里，胸口觉凉，次日出现咳嗽，虽经多方治疗，咳嗽并无起色。曾到医院检查，心肺无明显异常，遍医无数，至今咳嗽依然。患者形体偏胖，精神良好，面色暗红，躬腰行走。无寒热，有汗不多，咳嗽昼夜皆作，无痰，经常头痛头晕，两目昏花，胸闷纳差，二便常可，舌质淡红，舌苔白厚，脉象浮缓。

诊断：咳嗽。

辨证：风痰阻络。

治疗原则：祛风化痰散结通络。

处方：炒防风 20g，炒白僵蚕 30g，白芷 20g，何首乌 15g，光木瓜 15g，天麻 20g，白芍药 15g，怀牛膝 15g。

一月二十八日二诊：服药三剂，药后未见动静，考虑久病必瘀，上方加丹参 30g，檀香 6g，乌梢蛇 20g。三剂。

三月一日三诊：咳嗽夜间明显减轻，颇似对症，再进三剂。

患者共计服药十八剂，告愈。

体会:患者干咳病史 30 余年,起于感受风寒,久病不愈,必然挟瘀,风、痰、瘀胶结阻于络脉,气机失畅,肺气上逆而咳。

注:脉浮主风主表,病位浅。苔白厚可能有痰,该痰不在肺脉,所以不滑,不在肺脏,故干咳无痰。

医案 3 张某,男,74 岁,二〇〇二年二月十九日来诊。

主诉:干咳 20 余天。

现病史:20 天前,患者骑车赶集,途中感觉胸前进凉风,次日出现咳嗽。后到某所就诊,医生给予头孢类抗生素,地塞米松磷酸钠等静脉滴注,连续治疗 10 余天,效果不理想,今求中药试治。患者老年男性,形体偏胖,怕冷自汗,流清涕,晨起多喷嚏。食欲差,食量少,夜起小便三次,大便常可,舌质淡红,苔厚浊浮黄,脉象缓滑。

诊断:咳嗽。

辨证:外感风寒。

治疗原则:宣散风寒、理气止咳。

处方:紫苏叶 12g,炒杏仁 12g,旱半夏 12g,陈皮 12g,厚朴 10g,茯苓 30g,薏苡仁 40g,乌梅 10g。

二月二十三日二诊:服药三剂,咳嗽骤减,效不更方,再服三剂。

体会:患者素体湿盛,外感风寒,肺气失宣,窍道不利,因而流涕咳嗽多喷嚏。寒为阴邪,与素体内湿及强输于体内的液体之水,合为寒湿,郁遏胸阳,气机失畅,肺气上逆,久咳不已。

注:该案例属于特殊,因此无痰多清稀表现。

医案 4 徐某,男,57 岁,一九九一年十二月四日来诊。

主诉:气喘咳嗽 8 天。

现病史:8 天前,患者衣着不慎,微有凉感。而后出现恶寒流涕,气喘咳嗽,某所诊断不详,给予静脉滴注 4 天,口服药片数种,病情有增无减,今来我处求治。患者怕风,无汗,流清涕,全身酸痛。气喘咳嗽,痰多清稀,卧则喉中"鸥鸥"鸣响,犹如鸡瘟所发之声。食欲差,食量少,口干微渴,小便黄少,大便稀薄,每日 3 次,便后肛门灼热,舌质嫩红,舌体胖大有齿痕,

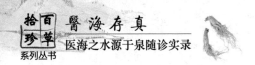

苔白厚浊，脉象浮缓。体温 37℃，血压 140/90mmHg。

诊断：咳嗽。

辨证：痰饮内伏，外感风寒。

治疗原则：宣肺散寒，利气除痰。

处方：射干 30g，麻黄 10g，细辛 3g，旱半夏 10g，茯苓 30g，杏仁炭 10g，黄芩炭 10g，陈皮 10g。

疗效：一剂即愈。

体会：外感风寒，引动伏痰，寒饮上迫于肺，阻碍肺气，故上气咳嗽咯清稀痰。卧则痰气交阻于喉间，引起痰鸣。饮邪不化郁而化热，内迫大肠则肛门灼热，热注膀胱则尿少而黄。

医案 5 汤某，女，4 岁。一九八六年十二月二十三日来诊。

主诉：流清涕、伴咳嗽 2 天。

现病史：患儿素有咳喘病史，前天衣着不慎，出现流清涕，服感冒消炎药症状未减。昨天又出现咳嗽，某所给予林可霉素，地塞米松肌内注射，口服咳平（氯哌斯汀）片。今日症状进一步加重，故求中药试治。

刻诊：患儿不愿出门，无汗，无发热，鼻塞，流清涕，咳嗽，咯清稀白痰，口不渴，食量少，二便常可，舌质淡红，苔白厚腻，脉象浮。

诊断：咳嗽。

辨证：风寒挟痰。

治疗原则：疏风散寒，化痰止咳。

处方：细辛 2g，炒杏仁 10g，百部 10g，炒白芥子 10g，姜半夏 10g，陈皮 10g，藿香 6g，川厚朴 10g，茯苓 20g，炒薏苡仁 30g，姜竹茹 6g。

疗效：一剂症状大减，再剂咳嗽痊愈。

体会：患儿有咳喘病史，而且反复发生，表明内有宿根。湿痰久居，复因衣着不慎，风寒之邪从肺卫之表侵袭，风寒外束，腠理闭塞，肺失宣散，故怕风无汗，咳嗽，流清涕。风寒闭肺，水液输布无权，留滞经络，凝聚为痰。脉浮为邪在表之象。宿痰久郁，苔白厚腻。

医案6　郭某，女，70岁。四月十四日来诊。

主诉：咳嗽、咯痰7年余。

现病史：7年前，初冬季节，不慎着凉，出现发热咳嗽，输液治疗20余天，发热退，咳嗽未彻底治愈。7年来，每因受凉而发作，病情逐年加重。患者老年女性，形体偏胖，怕热多汗，晨起易汗。白天多困，经常头晕、心慌、气短，活动后症状加重。腹胀，食欲差，食量少，口渴不欲饮。小便可，大便溏，每日3次。咳嗽冬天重，夏天稍好，痰色白，质黏稠，易咯。下肢凹陷性水肿，心率110次/分钟，心律整齐，双肺背部下野可闻及吸气末湿啰音。舌质暗红，苔白厚润，脉象沉细小数。

诊断：咳嗽（痰饮）。

辨证：痰饮挟瘀。

治疗原则：燥湿化痰，活血化瘀。

方剂：二陈汤合血府逐瘀汤加减。

处方：陈皮15g，旱半夏15g，茯苓30g，䗪虫6g，红花10g，当归炭15g，熟地黄炭15g，川芎10g，赤芍药10g，炒枳壳10g，怀牛膝6g，桔梗6g，炒白术10g，制黄精20g，紫苏10g，干姜2g。十剂。

五月六日二诊：微咳，痰少，汗止，大便每日1次，下肢轻松。效不更方，再进十剂。

疗效：近日逢其女，言早好了。

体会：患者老年女性，外感风寒，本应汗解，复因输入大量液体，寒邪难越，深伏于内。寒为阴邪，易伤阳气，阳虚不运，痰饮内停，上干于肺出现咳嗽咯痰。久病不愈，血失阳温，心脉瘀滞，痰瘀互结，缠绵难愈。

三先生评：对于咳嗽的治疗，自张景岳提出当首辨外感、内伤以来，后世多所遵从，然于临证所见，内外兼见者更多，故其说或有可议。医案1外感于寒，然素体蕴热，故病发舌质红苔薄黄，治则主以宣肺散寒更用石膏30g，清其内热；医案2病久入络，然于肺络之证历代医家论及较少，先生案后注："该痰不在肺脉所以不滑，不在肺脏故干咳无痰。"痰在何处？此痰在络也！丹参、檀香、乌梢蛇以治络，自然如期而效；医案 3 治以宣肺化痰，苔厚浊，脉滑是痰湿壅肺的依据，若见干咳而施用润剂则误矣；医案 4 外寒内饮，先生以射干麻黄汤加味一剂而愈，可谓效如桴鼓；医案 5 虽有宿疾，却也一剂知，二剂已；医案 6 心肺同治，痰、血兼顾，7 年之恙，一朝得愈。从简单的几个医案来重新审视中医，是灵光一现的神奇？还是本当如此，只是我们对传统医术遗失的太多了？

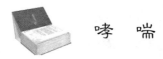

哮 喘

医案 1 李某，男，5 岁。一九八五年十月二十六日来诊。

主诉：咳嗽、呼吸困难 4 年。

现病史：患儿 6 个月时，因受凉发生咳喘，反复发生，反复住院，多方求治，间断治疗，至今未愈。患儿面色微白，体重 24kg，喉中闻及哮鸣音，寒热症状不明显，有汗不多。咳嗽咯痰量多，色青有胶状块。小便常可，大便干燥。脉象沉缓。

诊断：哮喘。

辨证：寒痰内伏。

治疗原则：温化寒痰。

处方：姜半夏 10g，盐补骨脂 10g，炒苍术 5g，炒陈皮 5g，炙旋覆花（包）6g，炙麻黄 3g，生地黄 15g，银柴胡 3g，焦山楂 5g，活磁石 10g。

十月三十一日二诊：服药三剂，痰色变白，咳喘未减。守上方加细辛 1.5g，茯苓 10g，三剂。

十一月四日三诊：咳嗽减轻，痰液变稀，痰量极多。痰饮浮现，治以温化痰饮。

处方：黑附子（先煎 1 小时）6g，细辛 1.5g，桂枝 3g，麦冬 6g，生地黄 10g，茯苓 6g，五味子 3g。

十一月九日四诊：咳停，喘止。大便仍干燥。考虑肠道寒热失调，上方加大黄 10g，干姜 3g。

体会：患儿外感风寒，未能汗解，风寒客肺，肺气郁闭，因此出现哮喘。久病不愈，肺脾肾三藏功能失调，水液代谢障碍，形成寒痰，寒痰内伏，稍感即发，痰气交阻气道，进一步加重哮喘发生。

医案 2　范某，女，79 岁。二〇〇二年十月十九日来诊。

主诉：咳嗽、喘鸣半月。

现病史：半月前，患者发生口疮，口含食盐些许，不料邻居前来串门，搭话时将盐吞咽，大约半个小时，患者出现咳嗽，继之喘鸣。某所诊断不详，给予氨茶碱、地塞米松、头孢类抗生素静脉滴注 10 天，同时口服药片数种，收效甚微。患者老年女性，体格尚健，无寒热，不出汗，流黏涕，咳嗽咯痰色青有黏涎，呈呼气性呼吸困难，昼轻夜重，喉中有痰鸣音。饮食一般，二便常可。舌质红苔白厚。脉象沉实。

诊断：哮喘。

辨证：热哮。

治疗原则：宣肺散热，涤痰利气。

处方：炙麻黄 6g，炒杏仁 10g，石膏 20g，射干 10g，炒苏子（捣）10g，炒莱菔子 15g，炒黄芥子 10g，陈皮 10g，半夏 15g，厚朴 10g，乌梅 10g，沉香（后下）3g，茯苓 15g。

疗效：两剂即愈。

体会：患者不慎摄入食盐，该食盐渗入气道，强力脱液，导致痰液黏稠，进一步影响气机，气郁痰阻，形成哮喘。另外患者素体内热，熏蒸肺液，故痰液、涕液黏稠。

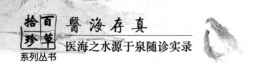

三先生评：一幼一老，一虚一实，两案对照理法森严。医案1患儿5岁，病却数年，肾纳不足，故温化寒痰中更用地黄、附子、故子等以固其根；医案2高龄，却是新加之证，更有脉象沉实为据，故主以涤痰利气，两剂而愈。观先生医案，足可成为那些凭空臆断，脱离实证医者的借鉴。

肺 痿

◈医案1◈　郑某，女，28岁。二〇〇八年十二月六日来诊。

主诉：咳嗽、咯血，伴呼吸困难3月余。

现病史：今年八月末，晨起送子入托，途中感觉背部寒栗。午后出现发热，遂到某所就诊，医生诊断不详，静脉滴注1周，病情有增无减，并相继出现咳嗽，嗓子痛。继续治疗2周，嗓子未再疼痛，但是咳嗽进行性加重，甚至咯血，同时出现呼吸困难、低热。转到上级某院，住院后平片报告：右肺中下野肺纹理增粗紊乱，胸膜增厚，疑诊为急性支气管扩张伴胸膜粘连，后经碘造影确诊。治疗40余天，病情未能有效控制，出院后多方治疗，至今未愈。患者平时身体健康，极少生病，患病以来，体重下降20余斤，略显消瘦。面色微红，头脂较多，头发易落。不恶寒，时觉身热，手足心多汗。心情烦躁，口微渴，食欲可。大便每日1次，干湿适中，小便可。每天早晨四时左右，出现咳嗽，咯稠痰，时多时少，时白时黄，甚则咯血。连咳数声，出现呼吸困难，呈现吸气性呼吸困难，仅能吸半气，呼气顺畅。八点半左右，咳嗽渐缓，但是动则病作。夜晚不能平卧，不能右侧卧。月经周期尚准，量中，有块，色紫暗。舌淡苔厚浮黄，舌尖红赤。脉象伏数。

诊断：肺痿。

辨证：寒热夹杂。

治疗原则：寒热平调。

处方：枇杷叶10g，鱼腥草20g，石膏15g，炙麻黄1g，炒杏仁10g，茵陈30g，藿香12g，黄柏炭10g，炒苍术12g，滑石12g，建泽泻12g，茯苓12g，秦艽10g，广地龙10g，胆南星10g，浙贝母10g，海浮石20g，蛤粉20g，当归10g，川芎12g，丹参30g，红花10g，焦山楂20g，砂仁（后下）3g，青黛（冲）2g。

十二月九日二诊：服药三剂，咳嗽大减，咯血未作，舌脉变化不大，减青黛，再服三剂。

十二月十五日三诊：咳嗽轻作，呼吸对等，手足心未再出汗。再减地龙、滑石，三剂。

体会：盛夏季节，暑气当令，突受寒凉暑伏于内，外越不得，内侵及肺，肺阴耗伤，津枯难复，肺失濡润，燥伤血络则咯血。久病肺气失调，宣降失司，因而咳嗽气短，呼吸困难。

医案2　井某，男，62岁。二〇〇六年三月二十六日来诊。

主诉：鼻流清涕13年，咳嗽气短1年。

现病史：13年前，深秋季节，患者冒雨骑车行走20余里地。回家后，鼻流清涕，服感冒药治疗效果欠佳，因而未再重视，任之。去年春节过后，因饮食不慎，出现呕吐，继之咳嗽气短。某院检查后，诊断为肺结核，抗结核治疗1年余，至今未见好转，今求中药治疗。患者形体消瘦，两颧突出，面颊潮红，口唇紫癜。胸廓扁平，肋间隙增宽。寒热不耐，白天自汗，夜间盗汗，鼻流清涕不断，饭时尤甚，常常因擦不及时流入碗中。咳嗽咯痰清稀，量较多泡沫状，有时微黄，味咸。晨起咳嗽较剧，呈吸气性呼吸困难，动则加剧，气不接续。口不渴，食欲差，食量少。二便常可。舌质淡白苔白厚。脉象虚数。

平片报告：左肺发现结核灶，左肺较右肺明显缩小。

诊断：肺痿。

辨证：虚寒型。

治疗原则：温中散寒，健脾补肾。

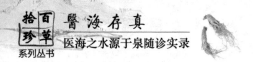

处方：炙甘草30g，干姜30g，党参30g，制黄精30g，当归10g，熟地黄30g，旱半夏12g，陈皮10g，茯苓10g，百合30g，麦冬15g，百部10g，炒桃仁10g，丹参20g，五味子10g，灯芯10g，炙鳖甲20g，乌梢蛇20g。

四月十日二诊：服药十剂，未见动静，考病久药缓，再进十剂。

四月二十三日三诊：涕量明显减少，汗出减少，随证加减六十余剂，临床症状基本消失。

体会：患者深秋季节，感受寒凉，久病失治，耗伤肺阳，气不化津，气不摄津，故涕清长流，肺失所养，因而成痿。病因清晰，病位固定，症状特殊。

三先生评：肺叶痿弱，呼吸功能减退则发为肺痿。临床以呼吸不利，咳吐浊唾涎沫为主要特征。此病并非少见，只是多数混入咳喘病中。辨其病不外寒热两端，热则伤津，肺叶失于濡养，则其用减，如医案1之兼热；寒则津液凝滞，不能输布，肺叶亦失其养，故医案2主以甘草干姜汤以温之。

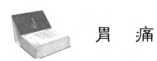

胃 痛

医案1 王某，男，55岁。二〇〇八年十一月十一日来诊。

主诉：上腹部规律性疼痛20余年，加重半月。

现病史：患者生活无规律，20多年前，夜间突然上腹部疼痛，服止痛类药减轻。近10年来，病情逐渐加重，某院诊断为消化性溃疡，间断服药治疗，时好时差。半月前生些闷气，病情再度加重，住院治疗半月，效果不太理想，今求中医试治。患者形体消瘦，面色青灰，怕冷，出汗不多，经常头晕。口渴多饮，夜间经常渴醒，食欲差。嗳气频，常有气体从上腹部向上冲，到达咽喉时可出现寒战。生气后或摄入刺激性食物可诱发泛吐酸水。上腹部饥饿时疼痛，犹如辣椒粉搓一般，饭后好转，下次饭前再痛，夜间十一时前后规律性疼痛。小便常可，矢气少，大便每日 1 次，质中。舌质深红，舌体胖有齿痕，苔黄厚，脉象缓弱。腹部柔软，脐右上方压痛，热敷不减。彩超报告：胃小弯角切迹可见一黏膜聚集回声增强区，直径 1.4cm，周边可见细小光点散在分布。实验室检查报告：幽门螺杆菌强阳性。

诊断：胃痛（消化性溃疡）。

辨证：寒热错杂。

治疗原则：温清并用，祛瘀止痛。

处方：黄芪 20g，黑附子 10g（先煎 1 小时），干姜 3g，黄连炭 8g，黄柏炭 8g，乌梅炭 20g，桂枝 6g，细辛 3g，当归 10g，蒲黄 10g，五灵脂 10g，炒桃仁 10g，红花 10g，制香附子 6g，木香 6g，花椒 4g。

十二月十七日二诊：服药十剂，白天疼痛未作，夜间疼痛减轻。效不更方，再服二十剂。

二〇〇九年三月二十六日，复查胃部。彩超报告：未见明显异常。

体会：患者饮食不节，情志失畅气机郁滞，郁久化热耗伤阴液则口渴。郁热上扰则气上撞咽，胃中热痛。气病及血，气郁血瘀。子时肝胆经气不畅，横逆犯胃，因而疼痛，甚者痛醒。久病脾胃阳虚，内寒中生，胃失温煦，故喜暖，泛吐酸水。

医案 2　陈某，男，40 岁。二〇〇三年一月二日来诊。

主诉：上腹部疼痛反复发作 10 余年。

现病史：患者从事销售工作，经常生气，生活无规律，经常酗酒。10 年前，某天夜间突然上腹部疼痛，急到某院急诊，入院后经过多项检查，医生确诊为浅表性胃炎，用药不详。出院后间断治疗，至今未愈。患者怕热，汗少。全身酸软乏力，烦躁易生气，睡眠差。食量一般，食后嗳气频，口干不渴。二便常可。上腹部疼痛多在夜间十二点以后，如刀绞一般，规律性、持续性疼痛，可达 2 小时。白天较轻，得按稍舒，热敷不减。腹部柔软，无压痛，墨菲征阴性。舌质淡红，苔白厚。脉象浮缓。

诊断：胃痛（浅表性胃炎）。

辨证：肝气犯胃。

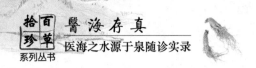
治疗原则：舒肝和胃，化瘀止痛。

处方：柴胡15g，炒白芍15g，炒枳实6g，醋炙延胡索10g，五灵脂10g，炒桃仁10g，炒杏仁10g，云木香8g，醋炙香附子12g，沉香（后下）3g，砂仁（后下）4g，乌药6g，炒川楝子10g，陈皮10g，旱半夏10g，茯神20g，丹参20g，炒苍术10g，防风6g，白芷10g，煅瓦楞子20g，黄连炭10g，吴茱萸2g，紫苏叶6g。

二月十六日二诊：服药十剂，夜间未再疼痛，白天偶有轻痛。再索十剂巩固治疗。

体会：该患者，饮食无节制，情志不顺畅，肝郁气滞由生，疏泄失职。肝郁横犯于胃，气血运行受阻，不通则痛。气病及血，瘀阻络脉，因而夜半规律性疼痛，疼痛剧烈。

医案3　刘某，女，73岁。二〇〇九年二月五日来诊。

主诉：胃脘胀满、疼痛半年。

现病史：去年八月，患者因家庭琐事而生气，不几日出现上腹部胀满疼痛，数月未愈。某院胃镜检查后确诊为："慢性胃炎"，给予多种胃药口服，初服有效，久服效差。2个月来，病情进一步加重，今来我处，求中药试治。患者老年女性，面色微红、烦躁、失眠多梦，易出汗，嗳气频作，胃脘胀痛，按之加重。口干口渴，食欲一般。二便常可。舌质红苔薄黄。脉象弦数。

诊断：胃痛（慢性胃炎）。

辨证：肝郁化热，横逆犯胃。

治疗原则：疏肝泻热，和胃止痛。

处方：牡丹皮12g，栀子仁10g，醋炙香附子20g，云木香10g，沉香（后下）3g，炒莱菔子20g，白芍药20g，川芎6g，丹参30g，首乌藤60g，炒酸枣仁30g，茯神20g，浙贝母10g，薄荷6g，麦冬10g。

二月九日二诊：服药两剂，睡眠好转，胃痛未作。再服两剂巩固治疗。

体会：患者情志失调，肝郁气滞，疏泄无权，横逆犯胃，阻滞脉络，因而出现胃脘胀痛。肝气久郁不解，化火伤阴，上扰心神故烦躁失眠多梦。

医案4　杜某，男，18岁。一九八六年十月二十七日来诊。

主诉：胃脘胀痛，痛连胸胁2个月。

现病史：2个月前，高考落榜，懊恼不已。后逐渐出现胃脘胀痛，服木香顺气丸等稍减，停药后症状依然。今来我处求服中药试治。患者无寒热，出汗少。午后胃脘胀痛，痛连胸胁，攻窜走痛，按之加重。嗳气频，泛吐酸水，食欲差，食量少。小便常可，大便干燥。舌质红苔薄黄，脉象弦。

诊断：胃痛。

辨证：肝郁气滞。

治疗原则：疏肝理气，和胃止痛。

处方：醋制延胡索30g，炒川楝子10g，川黄连10g，吴茱萸6g，炒白术12g，煅瓦楞子30g，麦冬15g，竹茹10g，大黄10g。

十一月一日二诊：服药四剂，胃痛大减，大便4天未下，守前方减吴茱萸为3g，大黄增加至15g，三剂。

十一月四日三诊：胃痛未作，大便顺畅，减大黄、竹茹，再服三剂。

体会：恼怒忧思，肝郁气滞，肝气失畅，横逆犯胃，胃气郁滞，阻滞经脉，因而胃脘胀痛，痛连胸胁，攻窜走痛。

医案5　李某，男，72岁。一九九〇年一月三日来诊。

主诉：上腹部疼痛50余年，加重2天。

现病史：50多年前，隆冬季节，远行口渴，食雪以解。此后落下上腹部疼痛，间断治疗，至今未能痊愈。3天前再度发生，服三九胃泰症状稍减。患者老年男性，体格偏胖，素体健康，无其他慢性疾病，无寒热，出汗不多，口干不欲饮，饮食一般，二便常可。舌淡红苔白厚，脉象沉缓。局部喜温，按压痛不减轻。

诊断：胃痛。

辨证：寒凝中脘，瘀血阻络。

治疗原则：温胃散寒，通络止痛。

处方：网大娘（焙黄）50g，研粉。每服1g，每日3次。

4年后遇之，疼痛偶有发生，极轻，一过性。

注：网大娘，是民间中医喜用的动物药，又叫吊死鬼，状如蚕茧，春天化蝶，

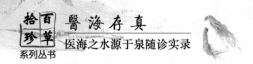

产蛹，成虫，冬天结茧，药用其茧，该物不怕严寒冬霜，想来其性必热。冬天，树上采收，药农有售，鲜品捣烂加糖开水冲服效果相同。

三先生评：中医如何借鉴现代医学的检查结果来进行诊治，一直是值得探讨的问题，如医案 1 胃部溃疡，幽门螺杆菌的感染都是不争的事实，如何治疗，中西医却有截然不同的思路。西医见菌杀菌，中医却不治而治，从调整人体内环境的平衡入手，让邪无容身之所而病愈。其后的复查验证，充分说明中医这种治疗思路是可取的。医案 2、医案 3、医案 4 都是病虽在胃，而根本在于肝木不能条达，影响到胃腑气机运转，久而致病，此其同；医案 2 兼以祛瘀，医案 3 兼以化热，医案 4 兼以通腑，此其异。只有像先生一样把"同病异治"落于实处，才能真正提高临床疗效。医案 5，一味虫蚁之药主治，因久病入络，非寻常草木之力能及也。

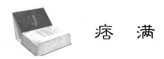

痞　满

医案 1　韩某，女，76 岁。二〇〇二年三月二十二日来诊。

主诉：胸满闷塞，恶心欲呕 2 个月余。

现病史：春节前，儿女孝敬老母，食物丰盛，进食较多，数日后出现胸脘闷塞不适，住院治疗 60 余天，期间多项检查，未找到确切病因，今求中药试治。患者老年女性，形体消瘦，精神疲惫，面色暗红。经常头痛头晕，无寒热，不出汗，主诉胸脘闷塞不适，不疼痛，恶心欲呕，口气热，食欲差，大便硬如羊粪并混有黏液，每周一次，小便常可。舌质暗红，苔黄厚浊。脉象浮大而缓。血压 160/100mmHg，腹部无膨隆，柔软，按压无疼痛。

诊断：痞满。

辨证：痰浊内阻。

治疗原则：清化痰浊，顺气宽中。

处方：旱半夏 10g，黄连 5g，全瓜蒌 15g，炒桃仁 10g，红花 10g，炒枳实 6g，厚朴 12g，连翘 20g，陈皮 10g。

三月二十七日二诊：服药三剂，诸症大减，效不更方，再服三剂。

四月二日三诊：诸症悉除，食欲大增，大便通顺，又服三剂巩固治疗。

体会：老年患者，饮食不节，耗伤脾胃之气，脾失健运，不能运化水湿，聚生痰浊，阻于中焦，清阳不升，浊阴不降，上蒙清窍，胸失清旷，淤积结肠，腑气失畅。

医案 2　李某，女，72 岁。二〇〇三年十二月二十二日来诊。

主诉：上腹部胀闷 20 余天。

现病史：20 多天前，患者嗓子微痛，某所给予静脉滴注治疗 7 天，症状好转，但是治疗期间感觉上腹部胀闷，出凉气。医生又给予午时茶，藿香正气液口服，至今未见缓解。患者无寒热，无汗，无头身不适。感觉上腹部胀闷，出凉气。食欲差，食量少，口不渴，二便常可。舌质红苔厚浊，脉象滑。

诊断：痞满。

辨证：痰湿内阻。

治疗原则：化痰除湿，理气宽中。

处方：炒苍术 20g，厚朴 15g，陈皮 10g，苏梗 12g，干姜 2g，醋香附子 15g，焦槟榔 15g，炒莱菔子 20g，炒椒目 20g，葛根 20g，茯苓 30g。

疗效：两剂即愈。

体会：过用寒冷药物，中阳受损，脾失运化，痰湿内生，阻碍气机，因此上腹部胀闷，纳差，痰湿阻阳，阳郁不展，故感觉上腹部冒凉气。

医案 3　王某，男，72 岁。二〇〇三年一月十六日来诊。

主诉：上腹部胀满 20 余年，加重 10 天。

现病史：20 多年前，患者因生气引起上腹部胀满。多家医院求治，经行多项检查，均未发现实质性病变，一致诊断为胃神经官能症，间断服药治疗，时轻时重。10 天前，再次生气诱发，口服木香顺气丸、开胸顺气丸等，效果

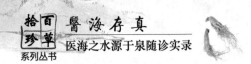

欠佳。患者无寒热，出汗少，烦躁易怒，睡眠可，嗳气不畅，无矢气。饮食一般，二便常可。上腹部无膨隆，无移动性叩浊。舌质红苔白厚，脉象缓滑。

诊断：痞满。

辨证：肝气郁滞。

治疗原则：疏肝和胃，理气消胀。

处方：牡丹皮15g，栀子仁12g，醋柴胡20g，醋香附子20g，青皮10g，陈皮10g，炒枳实6g，沉香（后下）3g，当归10g，白芍药15g，胆南星15g，焦槟榔20g，炒六神曲20g，炒桃仁10g，红花10g，茯苓20g，丹参30g。

一月二十日二诊：服三剂，症状大减，效不更方，再进三剂。

体会：情志失和，肝气郁结，横逆犯胃，胃脘胀满。久病不愈，气郁化火，热扰心神，则心烦易怒。气病及血，气血郁滞，气血失畅，痰浊内生，气血痰火互结，因而久病难愈。

三先生评：《易经·否卦》：天地不交。否，壅滞不通之象。应于人身，则病痞满，清不能升，浊不能降，气机不能上下交通。气本无形，所以用现代检查难见其异，中医辨其脉证可知其变。医案1，气与痰壅阻胸脘，欲吐不能吐，便结于下，又欲下而不能下，先生用小陷胸汤加味畅达上下而病愈；医案2，过用寒凉之品郁闭胸阳，气机不能上下交通二病，治以平胃散化湿理气更加干姜、椒目振奋阳气而两剂愈；医案3，肝失条达，气机郁结胃脘，疏肝和胃，上下交通而愈。

小结胸

医案1　郭某，男，22岁。一九八五年十一月二日来诊。

主诉：咳嗽胸闷，胃脘沉重如砣10天。

现病史：一九八五年十月二十四日，患者汗后着凉，未重视。二十六日出现怕冷发热，遂到某所就诊，医生诊断为普通感冒。给予柴胡、复方氨基比林、地塞米松肌内注射，口服药片数种，药名不详。用后不久，大量出汗，汗后发热更甚，继之出现咳嗽胸闷。急到某院求治，验血报告提示白细胞、中性粒细胞数量升高，胸部透视报告未见明显异常。医生以急性支气管炎收治入院，住院期间静脉滴注青霉素等药物，发热症状逐渐减退，但是咳嗽胸闷症状进一步加重。近几天感觉胃脘沉重如秤砣，咳甚起包块。医生建议手术，患者恐惧，因而婉拒。今日出院前来我处求治。患者青年男性，爱好交友，嗜好冷食，经常醉酒。面色微红，口气臭秽。不恶寒，不发热，易出汗。主诉咳嗽胸闷，胸部沉重如砣，咳甚可见上脘起包块，按之疼痛。口渴多饮，恶心欲呕。小便黄少，大便干燥，两日一行。舌质红，苔黄厚燥。脉象滑数。

诊断：小结胸。

辨证：痰郁热结。

治疗原则：清热涤痰，开郁散结。

处方：新鲜栝楼 1 个，捣烂后煎服。每天 1 个。

疗效：服药一剂，一夜未见动静，晨起不久，突然感觉喉腥喉痒，一阵剧咳过后，呕出痰涎约 1 碗。再咳脘部包块未起，连服 3 天，诸症悉除。

体会：青年患者，饮食不节，食冷醉酒，痰浊内居。外感寒邪，少汗可愈，今大汗耗津伤气，诱邪内陷胸脘，影响气机，出现肺气上逆咳嗽胸闷，胃气上逆，恶心欲呕。邪热与郁痰结于胸脘，积聚局部经络，形成痰包。

医案 2　张某，男，2 岁。一九八七年六月六日来诊。

主诉：壮热不退 5 天。

现病史：患儿素有小儿肺炎病史。六一儿童节，患儿随家长到公园游玩，出汗较多，有点凉汗。午后出现发热，随到某所就诊，测体温 38℃，医生给予林可霉素、地塞米松、复方氨基比林肌内注射，口服药片名不详，共计治疗 2 天，症状有增无减。后到某院求治，多项检查基本正常，医生给予青霉素、氨苄西林等静脉滴注，今天下午发热依旧。

刻诊：患儿发热，面色红赤，多汗，呼吸急促，无鼻翼煽动，痰鸣音呼呼噜噜，

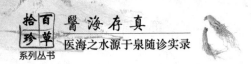
但不咳嗽。口渴欲饮，饮入即呕，大便干燥，两日一行，小便常可。下腹部按之柔软，上脘按之则哭，测体温 39℃。舌红苔黄厚，脉象浮。

诊断：小结胸。

辨证：痰热互结。

治疗原则：清热涤痰，开胸利膈。

处方：全瓜蒌（捣）30g，黄连 6g，旱半夏 10g，枳实 6g，溶冰糖 60g 为引。

疗效：次日热大减，迭进一剂而愈。

体会：患儿汗后着凉，初犯在太阳，由于多品种，连续性使用发汗峻剂，大促其汗，重伤津液，外邪内陷，与伏痰结于胸中，气机失畅，不通则痛，按之哭闹。热结于里，阳明津亏，因而出现肠燥便秘，阴虚与痰热互结，故久久热不退。复因大量输液，导致水饮停居于胸，故口渴欲饮，饮入即吐。

三先生评：外邪乘虚入里，结于心下，按之痛则为结胸证。两例皆因误汗伤及胸阳，邪气内陷，医案 1 用瓜蒌一味豁痰散结，医案 2 用小陷胸汤开胸利膈。药与证应，故效如桴鼓。

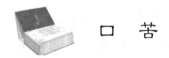

口　苦

医案 1　李某，女，56 岁。二〇〇一年四月二日来诊。

主诉：口苦，口气发凉 3 年余。

现病史：3 年前，患者初觉口苦，随到某所就诊。医生诊断不详，给予输液及口服药物治疗 8 天，效果欠佳。3 年来，间断服中药、西药，至今未见明显改善。今来我处求治。患者形体消瘦，面色偏暗。手足常冷，自汗盗汗。经常头晕，睡眠较差。食后上腹部胀痛，口中出气觉凉，泛吐白痰，味咸，无咳，口不渴。小便较多色清，大便常可。舌质红，苔白厚，脉象缓弱。

诊断：口苦。

辨证：肝脾失和。

治疗原则：调和肝脾，补肾化痰。

处方：醋柴胡 20g，炒白芍药 20g，炒枳实 6g，当归 15g，熟地黄 20g，陈皮 10g，旱半夏 12g，厚朴 15g，茯苓 30g，乌梅 6g，竹茹 10g，甘草 6g。

四月五日二诊：服药三剂，诸症大减，效不更方，再服三剂巩固疗效。

体会：肝胆郁热，熏蒸胆汁，胆气上泛则口苦。郁热乘脾，脾土壅滞，运化迟滞，故食后胃脘胀痛。阳气被郁，不能外达四末，故手足发凉。过服寒凉伤胃，胃中寒气上逆则口气发凉，泛吐白痰。郁火熏蒸肾液，挟痰上泛，因而味咸。

注：该案脉证不符，因此舍脉取证。

医案 2　陈某，男，71 岁。二〇〇三年四月四日来诊。

主诉：晨起口苦 3 年余。

现病史：3 年前，患者晨起感觉口苦，服中药 20 余剂，期间好转，停药后依然。后间断性治疗，至今未愈。患者形寒怕冷，手足不温，无汗。经常头痛头晕，失眠多梦。晨起口苦，舌涩，饮水后稍有缓解。饮食一般，二便常可。舌质暗红，苔白厚。脉象沉实。血压 170/100mmHg。

诊断：口苦．

辨证：肝胆郁热。

治疗原则：透解郁热，交通心肾。

处方：醋柴胡 20g，赤芍药 20g，炒枳实 10g，酒黄连 12g，肉桂 2g，玫瑰花 15g，炒桃仁 10g，红花 10g，首乌藤 40g，茯神 20g，生地黄炭 15g，甘草 6g。

四月八日二诊：服药三剂，口苦未减，睡眠转佳，上方加醋香附子 20g，云木香 10g。

四月十二日三诊：口苦未作，头晕大减，手足觉温，效不更方连进六剂而愈。

体会：过服寒凉，损伤阳气，阳气深伏，郁于肝胆，久郁化热，循经上蒸胆汁，因而口苦。肝阳被郁，枢机不利，不能透达四末，因而肢厥。正邪相搏，气血壅盛，脉道坚满充实有力。

三先生评：苦为火之味，然口苦却不能都按火看。究其理多为胆气上溢而致，肝胆相为表里，肝木失于条达，胆气上逆则口中作苦。两案皆以疏肝为主，治其本也。

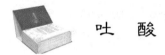

吐　酸

医案　徐某，女，31岁。二〇〇五年二月十二日来诊。

主诉：胃脘寒凉，上泛酸水 1 个月。

现病史：1 个月前，患者饮入凉茶数杯，此后胃脘感觉寒凉，上泛酸水。某所给予雷尼替丁等口服，效果不著，今求中药试治。患者手足不温，不出汗，感觉胃脘寒凉，上泛酸水，唾液量多而且冰冷，喜热食。二便可，舌质淡苔薄白，脉象弱。

诊断：吐酸。

辨证：寒凉伤阳。

治疗原则：温中散寒，和胃止酸。

处方：熟附片（先煎 1 小时）10g，红参 12g，炒白术 12g，旱半夏 12g，陈皮 10g，吴茱萸 3g，姜黄 5g，乌药 10g，炙甘草 3g。

二月十六日二诊：服药三剂，症状明显好转，效不更方，再服三剂巩固治疗。

体会：寒冷季节，饮冷入胃，因而寒积，胃阳中伤，运化失常，胃失和降，故而吐酸。

三先生评：热腐做酸为常，阳不化阴，饮邪上泛为变，仲景治饮大法曰：当以温药和之。

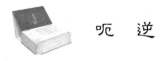

呃　逆

医案　李某，男，38岁。二〇〇一年二月十日来诊。

主诉：不断打嗝 3 天。

现病史：3 天前，患者不慎着凉，遂到某院就诊，医生给予复方阿司匹林（复方乙酰水杨酸）片、三九感冒灵、头孢氨苄胶囊口服。药后不久出现打嗝，医生又给予三九胃泰颗粒以及小白药片口服，症状未见明显好转。今求中药试治。患者体格健壮，很少生病，平素无寒热，出汗不多。打嗝声响亮，数分钟一次。饮食一般，二便常可。舌质红苔黄厚腻，脉象促。

诊断：呃逆。

辨证：胃气上逆。

治疗原则：降逆止呃，扶正驱邪。

处方：旋覆花（包）10g，代赭石 20g，柿蒂 10g，红参 5g，旱半夏 10g，陈皮 10g，茯苓 12g，连翘 10g，竹茹 10g，甘草 3g。三剂。

疗效：服药一剂即止，三剂而愈。2 年后服西药复发，再服再效。

体会：该患者体内蓄积有滞气、伏痰、积热，当刺激性极强的药物进入体内，机体正气奋起抵抗，气血运行加速，而出现促脉。正气与胃脘局部的滞气、伏痰、积热搏结抗争，引起胃气冲逆，出现呃逆。

三先生评：呃逆证之病机不外胃气上逆，然引起胃气上逆的原因却变化多端，审证求因，以治其本。

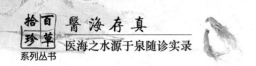

腹　痛

医案 李某，男，17岁。一九九五年八月十日来诊。

主诉：下腹部正中疼痛 2 个月余。

现病史：2 个月前，患者午后出现腹痛，服藿香正气水等稍有缓解，半小时后再度加重。遂到某院就诊，入院后进行多项检查，未发现明确病灶，住院治疗 40 余天，腹痛时好时差。出院后，多方求治，至今未愈。患者形体消瘦，双腿蜷曲。询问得知无寒热，出汗少。下腹部正中疼痛，每 3 ～ 5 分钟肠鸣一次，之后持续性腹痛，大约 1 分钟停止。不恶心，无呕吐，食欲差食量少，口不渴。大便干，小便量、次正常，但是排尿费力，尿后向内抽痛。舌质淡红苔白厚，脉象沉短。

诊断：腹痛。

辨证：寒中少阴。

治疗原则：温阳散寒，理气止痛。

处方：干姜 10g，全紫苏 10g，旱半夏 10g，川木通 5g，炒枳壳 6g，陈皮 10g，炒莱菔子 15g，茯苓 10g，灯芯 10g，焦山楂 30g。

八月十三日二诊：服药两剂，疼痛大减，效不更方，再服两剂善后。

体会：寒凉之邪，直入少阴，寒易伤阳，阳虚阴盛，寒凝气滞，气化失职水寒内渍于肠，经络失畅，筋脉拘急因而肠鸣腹痛。水寒困于下焦，膀胱拘急，小便不利，便后抽痛。

> **三先生评**：寒则收引，直中少腹，故尿后向内抽痛，苔白、脉沉寒凝之象，温阳散寒而愈。

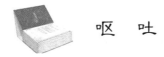

呕　吐

◉ 医案 1　黄某，女，76 岁。一九九一年十二月十一日来诊。

主诉：闻异味、进餐后作呕半年。

现病史：今年六月，患者胃脘胀满，入夜尤甚。偶遇一民间中医，诊断为痞满，处以旱半夏一两麻油煎服。某药房付 30g，患者回家后上秤称仅有半两，一气之下又购 30g，次日凌晨煎服，大约半个小时，患者出现剧烈呕吐，家人立即送往某院，医生诊断为半夏中毒。住院治疗 3 天，呕势减缓。出院后，每闻异味，或进餐后迅速出现恶心，甚至出现呕吐。后经多家医院诊断，一致认为是神经性呕吐。间断药物治疗，收效甚微。患者老年女性，形体尚健，喜暖畏寒，下肢觉冷，汗出较少。胸脘稍满，纳差。餐后恶心呕吐，口干不欲饮，大便不成形，每日 2 次，舌质淡红苔薄白，脉象缓弱。检查腹部无隆起，按压不拒。心肺（－），肝脾（－）。

诊断：中医诊断，呕吐、郁证、痞满；西医诊断，神经性呕吐。

辨证：脾胃虚寒。

治疗原则：温胃止呕，宽中顺气。

处方：生姜 30g，灶心土 100g，地骷髅 100g，光木瓜 10g，水煎取清液温服。连服三剂。

疗效：患者一九九二年三月二十二日，因患带状疱疹前来求治，主诉服上方一剂呕吐立止，至今未再发生。

体会：患者老年女性，对戥子与秤未明确，误认为药房少付，因而自行加量，且加郁怒过度，肝气失畅，气机郁滞，横逆犯脾，患者素体脾虚，脾胃之气因而虚逆，出现剧烈呕吐。吐下之余定无完气，脾胃虚寒愈加加重，因而久治不愈。

再：是不是半夏中毒？因为不是亲自接诊，不好妄下结论，只好按病因病机分析。

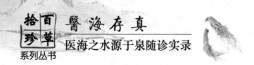

医案 2　韩某，女，53 岁。二〇〇三年一月十三日来诊。

主诉：口、鼻、眼外流清水 7 天。

现病史：一月三日，患者突然发热，随到某所就诊，医生诊断为"流感"，给予头孢曲松钠、双黄连等静脉滴注，每次 7 瓶，每瓶 250ml。一月五日，"流感"症状消失，医生建议再滴注 1 天，当滴到第五瓶时，患者自觉上腹部寒冷，而后口腔、鼻窍、两目外流清水，输液被迫停止，该医生给予藿香正气液口服，至今效果欠佳。患者自述胃脘寒冷，五官外流清水，无汗，食欲欠佳，二便无异常。舌质淡白，苔白腻，脉象沉弱。

诊断：呕吐。

辨证：痰饮中阻。

治疗原则：温化痰饮，和胃止吐。

方剂：二陈汤加减。

处方：姜半夏 12g，茯苓 12g，吴茱萸 3g，炮干姜 6g，陈皮 6g，柿蒂 10g，连翘 6g，甘草 6g。水煎服，两剂。

一月十五日二诊：五官流液未作，上腹部微凉。减连翘再进两剂而愈。

体会：患者阴液接受过多，阴盛伤阳，脾胃阳气虚，不能运化水液，因而留滞，脾寒不能升清，胃寒不能降浊，因此胃脘寒冷，水从窍出。

医案 3　周某，女，2 岁。二〇〇八年八月二十一日来诊。

主诉：恶心欲呕 10 天。

现病史：10 天前，患儿突然发热，体温 39.5℃，立即前往某所就诊。医生检查后诊断为急性扁桃体炎，给予头孢曲松钠、地塞米松磷酸钠、利巴韦林等静脉滴注，同时肌内注射复方氨基比林 1 支，口服尼美舒利半支。当晚大汗淋漓，热退至 37℃，3 天后病愈。但是患儿精神疲惫，四肢懈怠，少气懒言，自汗盗汗，饥不欲食，口唇干燥，恶心欲呕，尿少，便秘。舌红少苔，脉象细数。

诊断：干呕。

辨证：气阴两虚，胃失和降。

治疗原则：益气养阴，和胃降逆。

处方：太子参 5g，沙参 6g，麦冬 10g，竹茹 3g，淡竹叶 3g，钩藤 10g，生山楂 30g，焦山楂 30g，黄芩炭 3g，半夏 3g，陈皮 3g，茶叶 1g，溶冰糖 100g 为引。

体会：热病过后，汗出过多，气阴两伤，胃失濡养，气失和降，胃气上逆因而干呕，饥不欲食气虚则自汗，神疲乏力。阴虚则盗汗，唇干便秘，舌红少苔，脉象细数。

> **三先生评**：医案 1 之地骷髅即萝卜开花后的老根，味淡微辛，有消积理气之功；有物有声谓之呕，有物无声谓之吐，医案 2 清水自流，盖为吐之类，其证尤奇者是眼鼻也同时流出清水，先生二剂皆止，又一奇也；医案 3 是又一过度治疗，常言"有病不治常得中医"或指此类。

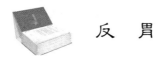

反　胃

医案　陈某，男，8 岁。一九八九年四月十一日来诊。

主诉：天天早晨呕吐 8 天。

现病史：四月三日，患儿起床不久，胃脘一阵不适，继之呕吐。家长以为受凉，给予藿香正气水、吡哌酸口服。一天相安无事，次日又是重现。连续数日，遂到某所就诊，医生诊断不详，给予静脉滴注，效果欠佳。患儿形体消瘦，面色微白，手足不温，每天早晨呕吐，初为食物，接着呕吐清水，无腐臭味，吐尽方舒。小便清长，大便常可。舌质淡白，苔薄白，脉象细弱。

诊断：反胃。

辨证：脾胃虚寒。

治疗原则：温中健脾，和胃止吐。

处方：党参 30g，炒白术 10g，干姜 4g，熟附片（先煎 1 小时）6g，肉桂

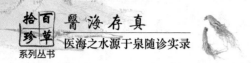

2g，丁香 2g，吴茱萸 2g，连翘 15g。

四月十三日二诊：服药两剂，呕吐未作，再服两剂巩固治疗。

体会：脾胃虚寒，腐熟与排空功能减弱，宿食不化，暮食朝吐，吐尽方舒。

三先生评：反胃亦称胃反，《金匮要略·呕吐哕下利病脉证治》："趺阳脉浮而涩，浮则为虚，涩则伤脾，脾伤则不磨，朝食暮吐，暮食朝吐，宿谷不化，名曰胃反。"

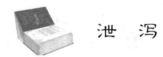

泄　泻

◖**医案 1**◗　王某，女，62 岁。一九九一年五月二十六日来诊。

主诉：腹痛、腹泻 40 余年，加重 20 天。

现病史：患者 18 岁时，正值冬季，因与家人怄气，独居于自家草垛内，生活 2 个月。后来无故出现腹痛腹泻，诸药不验。盛夏初始，老父亲怜爱，杀死养了 10 余年的老母鸡与之，炖食次日竟然痊愈。35 岁时，因与邻居发生争执，旧病复发，常年间断服药，中西医历治无数，未见明显效果。20 天前，因家庭琐事气愤不平，顽疾加重。患者形体尚健，面色暗红，平时不耐寒热，易生气，嗳气不断。主诉胸脘胀痛，感觉大腹部有气，上冲胸背咽部，下窜至肛门，引起肛门肿痛灼热。大便每日 3 ～ 5 次，不成形，无脓血，颜色光亮，便前腹痛。体温 36.5℃，血压 130/90mmHg，心律整齐。舌质红苔白厚，脉象缓滑。

诊断：泄泻（久泄）。

辨证：肝脾失调。

治疗原则：调和肝脾，散郁化痰。

处方：醋柴胡 15g，白芍药 12g，代赭石 20g，天麻 10g，牡丹皮 12g，光木瓜 10g，栀子炭 12g，麦芽 30g，炒山药 30g，醋香附子 12g，青枸橘 10g，云木香 10g，炒陈皮 10g，旱半夏 12g，茯苓 15g，沉香（后下）3g，红花 10g，薄荷 4g。

六月一日二诊：服药三剂，诸症大减，效不更方，再服三剂。

疗效：半年后患者生气再发，连服九剂，至今未再发生。

体会：患者初起于情志失调，肝气失畅。气属无形，时聚时散，上冲下窜，横犯脾胃，运化失常，因而胸脘胀痛，大便失调。

医案 2　张某，男，33 岁。二〇一一年二月十一日来诊。

主诉：腹痛、腹泻 2 年。

现病史：2 年前，患者突然腹痛腹泻，某所给予洛哌丁胺（易蒙停）胶囊、诺氟沙星胶囊等口服，药后症状缓解。停药后未及 2 天，症状再次出现，2 年来反复发生，数治难愈，十分苦恼。今求中药试治。患者形体偏胖，面色萎黄，无寒热，出汗少。乏力懒动，腹痛多见于左下腹，得温痛减。大便每日 3 次，稀薄，色如油脂样光亮，大便便意频，小便常可。舌质淡红，舌苔白厚，脉象细弱。

诊断：泄泻（久泄）。

辨证：脾虚气陷。

治疗原则：健脾利湿，补气升提。

处方：黄芪 30g，炒白术 15g，炒怀山药 30g，旱半夏 15g，炒陈皮 15g，茯苓 30g，炒苍术 6g，节菖蒲 6g，厚朴 10g，炒枳壳 10g，炒升麻 3g，醋香附子 15g，黄芩炭 6g，红花 10g。

二月二十七日二诊：服药三剂，腹痛、腹泻未作，停药 10 余天，病情未见反复，但是仍有便意频感觉，再求三剂巩固治疗。

体会：多种原因，导致脾气虚弱，脾失运化，水谷不能转化为精微，反而聚水成湿，聚谷成积。湿注肠间则泄泻，便如油脂，浸淫肌肤则虚胖。脾主肌肉四肢，肢体失养则懒动乏力。脾虚日久，中气下陷，升举无力，故便意频。气属于阳，阳虚阴盛，寒从中生，寒凝气滞，不通则痛，得温痛减。

医案 3　梁某，女，15 岁，学生。二〇〇二年十月四日来诊。

主诉：腹痛、腹泻，泄后痛减 1 年余。

现病史：1 年前，患者考前有些紧张，成绩不理想，心情烦躁，继之出现腹痛腹泻。当地治疗不理想，后到某院求治，医生通过检查，确诊为肠激惹综合征，间断治疗至今未愈。患者面色微红，怕热多汗，有时头痛。微渴，食欲差，食量少。小便可，便前腹部疼痛，欲泄，泄后疼痛缓解，大便偏稀，有时带泡沫，每天 2～3 次。月经周期尚准，量多，鲜红。舌质红苔薄腻，脉象细弦。

诊断：久泄（肠激惹综合征）。

辨证：肝郁犯脾。

治疗原则：疏肝和脾。

方剂：痛泻要方加味。

处方：炒白术 20g，生白芍 30g，炒陈皮 15g，炒防风 10g，光木瓜 20g，茯苓 15g，醋香附子 20g，玫瑰花 6g，知母炭 6g。

十月八日二诊：服药四剂症状大减，效不更方，再进四剂。

十月十三日三诊：腹痛未作，大便两次，已成形。继服四剂善后。

体会：年轻学生，考试紧张，试后烦躁，情绪异常，郁怒不解，损伤肝木，肝阳上亢，横逆犯脾，脾失健运，升降失常，阻塞气机，发为腹痛腹泻，泄后，胃肠湿浊得泄，因而疼痛缓解舒适。治疗方选痛泻要方扶脾抑木，效果理想。

医案 4　范某，女，75 岁。二〇〇六年九月十二日来诊。

主诉：腹痛、腹泻四年，加重 1 周。

现病史：4 年前，患者突然腹痛腹泻，某院医生诊断为急性肠炎，住院治疗 1 周好转，出院时尚未痊愈。此后 4 年间，反复发生，时好时差，进食油腻，饮食不慎，则病情加重。1 周前，生些小气，腹痛腹泻再度加重。今求中药试治。患者老年女性，面色萎黄，冬天怕冷，夏天怕热，活动后容易出汗。腹痛腹泻多见于上午，每天六次，无脓血，无黏液，无泡沫。口不渴，小便常可。舌质淡红、苔薄，外笼黄苔，脉象沉弱。

诊断：泄泻。

辨证：中气下陷。

治疗原则：升阳止泻，扶脾抑木。

处方：黄芪 60g，炒白术 20g，柴胡 6g，炒升麻 15g，炒枳壳 10g，陈皮 10g，乌药 6g，生白芍 15g，光木瓜 30g，防风 6g，黄连炭 6g，吴茱萸 3g，五倍子 6g，茯苓片 20g，炙甘草 6g。

九月十六日二诊：服药三剂，腹痛腹泻未作，大便每日 1 次，成形。效不更方，再进三剂巩固疗效。

体会：患者急性腹泻，调理失当，渐成久泄，脾胃久虚，中气下陷，脾之清阳居下，不能生发，因此大便频泄难止。脾虚肝气来乘，故生气后加重。

医案5 徐某，男，50 岁。二〇〇八年十一月二十日来诊。

主诉：腹痛、腹泻 20 年。

现病史：20 年前，盛夏季节，患者应邀参加朋友婚宴，席间豪饮白酒 600ml。回家后，全身灼热，多汗，口大渴，暴饮冷水解之。次日晨起，突然呕吐，继之腹痛、腹泻。某院诊断为急性肠炎，经过治疗 2 天好转。但是以后每隔三五天发生一次腹泻，开始不治自愈，后来逐渐发展，必须服药方能好转。近几年来，对酒、茶叶水、鸡蛋、油炸食品、辛辣食物、蔬菜等极其敏感，稍有不慎，立即发作。曾到多家医院求治，医生诊断为过敏性肠炎，菌群失调。多方治疗至今未愈。患者形体适中，精神良好，言语响亮，口气臭秽。晨起背部畏寒，手足常凉，不耐寒热，下肢常常出现一过性灼热，出汗不多。口干口渴，食欲一般，食量少。大便日行三次，便中混有黏液及大量泡沫，排出不爽，便后常常有暗红色血液滴出，肛门灼热疼痛，肛周经常黏腻，小便赭红色，味臊。舌质暗红，舌苔厚浊微黄，舌尖红点较多，脉象濡数。

诊断：泄泻（久泄）。

辨证：湿热下注，气血失调。

治疗原则：清热利湿，调和气血。

处方：白芍药 20g，当归 10g，黄连炭 10g，黄芩炭 10g，黄柏炭 10g，大黄炭 10g，车前子（包）20g，滑石（包）10g，木香 10g，焦槟榔 12g，地榆炭 15g，红花 10g，五灵脂 10g，蒲黄（包）10g，炒苍术 10g，肉桂 1g。

十一月二十三日二诊：服药三剂，便血未作，大便每日 4 次，油脂样光亮，上方加䗪虫 10g。

十一月二十九日三诊：大便每天 2 次，黏液及泡沫未见，腹痛减轻，肛门仍然灼热。守方继服三剂。

十二月五日四诊：腹痛腹泻未作，大便每日 1 次，纯粪质，手足转温，便后肛门灼热感大减，再付六剂巩固治疗。

体会：盛夏季节，湿热弥漫，醉酒后过饮生水，湿热之邪，里应外合，伤及脾胃，形成暴泄。虽然经过治疗，但是除寇未尽，留居肠中。湿热注下，因此大便参伍不调，肛门灼热。湿热与气血相搏，阻于肠络而便血如赤豆汁。多种食物接触肠道，可引起气血失和，出现腹痛腹泻。

医案6 陈某，男，37 岁。一九九七年十一月九日来诊。

主诉：腹痛便脓血 10 余年，加重 10 天。

现病史：一九八七年盛夏，患者饮食不洁，突发痢疾，治疗 2 天好转。10 余年来，反复发生便脓血，时好时差。一九八四年曾到某院就诊，医生经过多项检查后确诊为结肠溃疡，多方治疗，至今未愈。10 天前，不慎感冒，医生给予盐酸林可霉素、地塞米松磷酸钠注射液等静脉滴注，感冒刚愈，腹痛腹泻突然大作，每日 10 余次，服止泻药更剧。患者不恶寒，出汗少，头痛头胀，视物模糊，腹痛腹泻，粪质少，黏液及脓样，混血不多，里急后重，便后肛门灼热疼痛，每日 4～6 次，小便味臊。食后胃脘胀满，口干口苦。舌质红苔黄厚。脉象滑数。

诊断：久痢（结肠溃疡）。

辨证：清热利湿，调和气血。

处方：白芍药 15g，黄芩炭 10g，建泽泻 12g，茯苓 12g，炒薏苡仁 30g，黄连炭 10g，生地黄炭 10g，大黄炭 12g，云木香 15g，炒槟榔 10g，炒枳壳 10g，桃仁炭 10g，红花 10g，麦冬 10g，乌梅炭 6g，肉桂 2g。

十一月十三日二诊：服药三剂，腹痛大减，腹泻每日 3 次，泻下便脂样光亮，粪质较多，混有黏液，排便顺畅，便后仍然肛门灼热，小便黄味臊。头痛头胀顿减，药已中的，原方继服三剂。

十一月二十五日三诊：腹痛轻微，腹泻每日 2 次，余症明显减轻。调整处方如下：白芍药 15g，黄芩炭 10g，黄连炭 5g，建泽泻 10g，茯苓 10g，炒薏苡仁 30g，炒枳壳 10g，云木香 10g，炒升麻 6g，桔梗 6g，肉桂 2g。

另外蜂房炭研粉，每次 1g，每日 3 次，口服。

十二月四日四诊：临床症状基本消失，中药停服，蜂房炭继续服用半月。

体会：患者早年患急性痢疾，未能彻底治疗，失治而形成久痢。因某些药物的刺激作用，感冒后使用而加重。该患者素体湿热，内蕴胃肠，结于肠间，阻塞经络，气血凝滞，血败肉腐，故大便黏液混有脓血，肛门灼热。舌质红苔黄厚，脉象滑数等皆一派湿热征象。

> 三先生评：泄泻病位在脾胃，然与肝木疏泄不利密切相关，所谓肝木克脾土也。医案 1 病历 40 年，先生六剂而逆气平，泄泻止，后因恼怒再发，九剂彻底治愈，由此可见先生功底。医案 3 痛则腹泻，泻后痛止，是痛泻药方的典型表现，先生用之补脾柔肝、祛湿止泻，效亦可观。医案 2 和医案 4 为久泻脾气下陷，治以补中益气，或兼调气祛湿，或兼扶土抑木，此同中有异。医案 5 湿热壅滞，20 年反复不愈，乃至损伤血络而见便血，先生妙用五炭终获治愈。医案 6 在辨证处方的基础上更用蜂房炭是非常有特色的，蜂房一药可治恶疮，痔漏，《本经》更记载：火熬之良。先生用于此处，足以显示医者灵活变通的应对策略和广闻博识的学问功底。

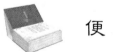

便　秘

医案 1　韩某，女，22 岁，未婚。二〇〇二年三月十五日来诊。

主诉：大便干结难下 2 年余。

现病史：2 年前，患者发热咳嗽，继之咯血，治疗月余方愈。病愈不久出现大便艰难，看过不少中医，常服果导助便，初用效果良好，久用效果不佳。今来我处求治。患者形体消瘦，两颧潮红，不怕冷，白天多汗，夜间心烦，手足心热，常把两腿伸出被外，经常盗汗。口干口渴，食量可，食欲佳。大便干结难下，三四天一次。舌质红，苔薄黄，脉象数涩。

诊断：便秘。

辨证：阴虚肠燥。

治疗原则：养阴润肠通便。

处方：知母肉12g，生地黄30g，熟地黄30g，怀山药30g，枸杞子20g，麦冬20g，墨旱莲20g，秦艽10g，地骨皮15g，桃仁泥10g，红花10g，赤芍药15g，牡丹皮12g，炒枳实6g，厚朴6g，建泽泻6g，茯苓6g。

三月十九日二诊：服药三剂，未见动静。守前方加玄参15g，白薇10g，银柴胡10g。三剂。

三诊：大便顺下，诸热大减，难得的舒服，索十剂继续巩固治疗。

体会：患者热病之后，阴津大伤，病后失养。阴虚不能制阳，虚火内盛，盛于上则两颧潮红，口干口渴，舌红脉数涩。虚火内扰则心烦，手足心热，潮热盗汗，阴血不足，不能濡润大肠，肠道干涩则便秘。

医案2 周某，女，68岁。一九八九年三月二十二日来诊。

主诉：大便干燥，排出困难2年。

现病史：患者素有冠心病，经常忧虑。2年前出现排便困难，服多种药物均有效，但是停药后症状依然。

刻诊：面色微白，形寒怕冷，上半身有汗，经常头痛头晕，眠差，胸闷呛咳，多青痰。饮食一般，小便清，大便两日一行，干燥，排出困难。血压170/100mmHg，舌淡红，体胖有齿痕，苔白厚。脉象沉弦。

诊断：便秘。

辨证：气秘。

治疗原则：通阳散结，顺气化痰。

处方：泽蒜半斤，鸡子两枚煎食。

疗效：3个月后偶遇，主诉食后次日清晨，下腹部翻江倒海，气团滚滚，矢气频作。一天当中泻下五次，白色鼻涕状便较多。至今大便排泄顺肠，没再出现便秘现象。

三先生评：医案 1 无水行舟，以增液汤润肠通便，更兼填补肾阴，清其虚热以治其本，2 年痼疾一朝得愈，妙在方与证应，丝丝入扣也；医案 2 诊为气秘，用泽蒜煎鸡蛋效如桴鼓。泽蒜，又名野蒜，小根蒜，为百合科葱，属多年生药食兼用草本植物，味辛、苦，温。入肺、胃、大肠经。具有温中通阳、下气散结的功效。可治痢疾、慢性气管炎、胃炎。

 便 血

医案 陆某，男，8 岁。一九九七年二月十一日来诊。

主诉：便后下血 6 年。

现病史：患儿 2 岁时，家长发现其便后肛门出血，多方求治，至今未愈。患儿形体消瘦，面白无华，声音低。手足怕冷，无汗，纳少，口不渴。小便清澈，大便头干，便后下血，血色鲜红。舌质淡苔薄白。脉象细弱。

诊断：便血。

辨证：中气不足。

治疗原则：益气健脾，温阳止血。

处方：红参 6g，炒白术 10g，姜炭 4g，侧柏炭 10g，双花炭 10g，炒枳壳 3g，炙甘草 3g。

二月十六日二诊：服药两剂，便血顿止，继服两剂，巩固治疗。

体会：脾胃素虚，气血生化乏源，中气不足，气不摄血，血渗肠道，因而便后出血。清阳不升，气血不荣，因而形寒怕冷，面白声低。

三先生评：炭药尤妙。

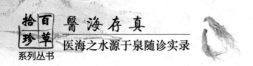

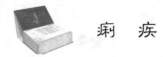

痢 疾

医案1 　郑某，男，18 个月。一九九一年一月十二日来诊。

主诉：腹泻有时便血半年。

现病史：去年七月，患儿突然发热腹泻，住院治疗 1 周病情好转。出院后，经常腹泻，有时便血，服痢特灵（呋喃唑酮）效果好，但是服后患儿烦躁，自己打头。间断治疗，至今未愈。患儿面色微红，形体发育良好，目窠无凹陷。不发热，自汗多，饮食一般，口渴，喜饮。经常哭闹，大便不成形，每日 5 次左右，有时便血。小便味臊，量可。舌质红，苔薄黄。

诊断：痢疾。

辨证：湿热挟瘀。

治疗原则：清热利湿，化瘀止痢。

处方：地锦草 10g。三剂，煎服。

二诊：药后症状明显缓解，效不更方，再服三剂获愈。

体会：地锦草，辛平无毒，具有清热解毒，活血止痢功能；临床应用，效果理想。

医案2 　王某，女，42 岁。一九八〇年六月二十七日求诊。

主诉：发热便脓血，里急后重 2 天。

现病史：昨天中午，患者食下未加热的剩饭剩菜。傍晚出现腹胀，继之腹痛腹泻，自己烧大蒜服食些许，效果不著。一夜数起，晨起发现大便较多脓血，今天白天 10 余次，腹部绞痛，里急后重，肛门灼热。口渴，身痛，乏力。小便色黄，量少。体温 39℃，舌质红苔黄干，脉象滑数。

诊断：痢疾。

辨证：湿热痢。

治疗原则：清热利湿，凉血止痢。

处方：鲜掐不齐 30g，鲜地锦草 30g，鲜生地黄 20g，生石膏 30g。

疗效：次日热退痢止。

体会：盛夏季节，饮食不洁，秽浊病邪，积滞肠中，酿生湿热毒邪。腐伤曲肠，与气血搏结蕴蒸，化为脓血。传导失司，出现腹痛腹泻，里急后重。热盛伤津则发热，口渴，尿少。

> **三先生评**：抗生素的广泛应用，痢疾一类的感染性疾病很少再用中医治疗。医案 1 中地锦草一味获愈，疗效上不逊西药，然简便效廉特点却有很大优势，且安全性更高；医案 2 中鸡眼草，《救荒本草》名掐不齐，性寒、味苦，归脾、肺二经，具有清热解毒、健脾利湿、解暑截疟的功效，可治感冒发热、暑湿吐泻、疟疾、痢疾、传染性肝炎、热淋、白浊等。《中医药实验研究》："治妇人白带，湿热黄疸，暑泻，肠风便血，红白痢疾。"用鲜生地养津凉血功效更著，再加生石膏清气分，一剂热退。

霍乱（中医）

医案 1　王某，男，66 岁。一九八七年七月二十八日来诊。

主诉：上腹部剧烈疼痛 10 小时。

现病史：一九八五年春，患者突然右下腹疼痛，某院诊断为急性阑尾炎并手术治疗，半月后不幸感染，引起肠粘连，又行第二次手术，2 个月后病愈出院。2 年来，每因饮食不慎，或因受凉均引起肠粘连，先后又手术 3 次。昨晚吃下未加温的韭菜，即感不适，半夜上腹部胀痛难忍，急到某院求治，医生诊断为急性肠粘连，并告诉患者家属，不能再手术啦。患者平素身体健康，很少患病，昨晚至今，上腹部胀痛难忍，恶心呕吐较少，矢气全无，未解大便，腹部瘢痕累累，坐卧不能，表情十分痛苦，体温 36℃，血压 120/80mmHg，心律整齐。舌质淡红，苔白厚，脉象沉实。

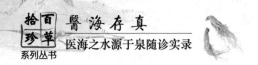
诊断：干霍乱。

辨证：寒热互结，胃肠气壅。

治疗原则：寒热并用，顺气通肠。

方剂：干姜黄连丸大黄甘草汤加减。

处方：干姜 10g，黄连 6g，沉香木 30g，藿香 15g，炒莱菔子 15g，醋制香附子 15g，连翘 20g，乌梅 20g，生白芍 15g，木瓜 12g，大黄 4g，甘草 4g。

疗效：服药第一剂头煎，大约 2 小时，矢气通畅，腹胀骤减，呕吐停止，两剂后患者如常。2 年后，患者再次复发，用上方仍效，后屡用屡效。

体会：肠粘连为现代医学病名，常常发生在腹腔手术之后，由于渗出液较多，不能够完全吸收，新生肉芽组织发生机化，使浆膜增厚引起。5 次手术，让患者苦不堪言。中医认为：盛夏季节，患者饮食不慎，寒热之邪互结肠胃，合以瘢痕收缩，阴阳清浊之气交相激争，气机窒塞，上行不畅，下行不通，聚于腹部，因而出现痛胀吐闭四大症状。

医案 2 华某，男，42 岁。一九八七年九月六日来诊。

主诉：左上腹剧痛 16 天。

现病史：八月二十一日，患者与友聚餐，大约 2 小时，出现腹痛，恶心欲呕。急到卫生室就诊，给予阿托品、庆大霉素等静脉滴注，症状更加严重，某院以急性胰腺炎收治，2 周后好转，出院后第二天复发，至今仍然未愈。患者体格偏胖，面赤，恶心泛呕，腹部发胀，左上腹部疼痛较剧，蜷卧，按压舒适，怕冷无汗，口渴。无食欲，大便欲解下不，干结，两日一行。体温 37℃，舌质红，苔黄厚燥，脉象弦数。

诊断：干霍乱。

辨证：湿热内蕴，寒热失调。

治疗原则：温清并用。

方剂：大柴胡汤加减。

处方：大黄 30g，干姜 10g，柴胡 20g，炒枳实 10g，黄芩 10g，半夏 15g，白芍 25g，茵陈 30g，藿香 15g，厚朴 10g，沉香（后下）10g，炒莱菔子 20g，茯苓 20g，甘草 6g。

疗效：药后 3 小时，矢气频，大便通畅，症状缓解。随后加减治疗 10 余天获愈。

体会：患者素体湿热，复因饮食不节，凉热共进，损伤脾胃，运化失常，气机逆乱，因而出现腹痛呕吐。过早使用止痛剂，抑制胃肠通降，机体出现矛盾性症状，临床根据这一特性，寒热并用，通腑泻浊，邪去正安。

医案 3 邵某，男，48 岁。一九九二年八月三日来诊。

主诉：胃脘闷胀剧痛半小时。

现病史：中午饭后，患者复食西瓜多块，后感不适，不久出现胃脘闷胀，拧紧样剧痛，烦乱至极，想吐吐不出，数厕难解下，直呼受不了啦。舌脉未检查。

诊断：干霍乱。

辨证：秽浊壅肠。

治疗原则：开壅驱秽。

处方：通便药条 2 枚，塞肛。

疗效：大约 10 分钟，患者急入厕，便下疾去。

医案 4 某女，68 岁。一九九一年七月十六日来诊。

主诉：脘腹闷胀绞痛 1 小时。

现病史：患者晚饭后不久，突然出现脘腹闷胀，拧紧样疼痛。某所诊断用药不详，一瓶液体尚未滴尽，病情更加严重。患者主诉欲吐吐不出，欲解便难下，坐不下，卧不倒，腹部胀满绞痛拒按。正欲体检，患者突然昏倒，口唇青紫，呼之不应，转诊已无可能，征得家属同意后主观断定为干霍乱，俗称中痧，立即针刺内关，十宣点刺放血。未及 5 分钟，患者苏醒，又给予金津玉液点刺放血。通便药条 2 枚塞肛。10 分钟左右，诸症消退。

医案 5 陈某，男，61 岁。一九九一年七月二十八日来诊。

主诉：胃脘胀满难忍 20 分钟。

现病史：患者餐中小饮啤酒 1 杯，饭后感觉不适。胃脘胀闷难忍，欲吐吐不出，数解便难下，转侧背拘挛，自服藿香正气水 2 瓶，效果不明显。测体温 36.8℃，血压 170/100mmHg，心率每分钟 110 次，心律整齐。舌质红苔

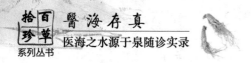

黄厚，脉象濡数。

诊断：干霍乱。

辨证：秽浊壅肠。

治疗原则：开壅驱秽。

处方：通便药条 2 枚塞肛。

疗效：大约 10 分钟，患者解下大便些许，症状缓解。

体会：盛夏季节，感受疫气、暑气，饮食不节、不洁，秽浊之气等壅塞胃肠经络，导致气机逆乱。

注 1：通便药条的制作：细辛粉、皂角粉各 12g，蜂蜜 120g；取蜂蜜放入锅中，加水少许，小火炼至滴水成珠时，离火，加入药粉搅匀，趁热制成鱼雷状长条，大约 5cm 长，直径 1cm，用铝纸包好，备用。

注 2：通便药条由通关散制成，通关散具有开窍起闭作用。

◖ 医案6 ◗　　孙某，男，34 岁。一九九五年七月十七日来诊。

主诉：上腹部疼痛 3 个月。

现病史：3 个月前，患者中午参加酒宴，席间饮食无节制，尚未散席，突然上腹部剧痛，大汗淋漓。被急送某院就诊，起初医生疑诊为急性胃炎，给予杜冷丁（哌替啶）肌内注射，疼痛速止。半小时过后疼痛又作，入院后测血清淀粉酶 800U，住院治疗 20 余天好转。出院后，上腹部仍然疼痛，今求中药试治。患者形体偏胖，时冷时热，有汗，上腹部疼痛，部位不确定，时左时右，有时在中部，脐部以上区域灼热一片，胸骨后有压缩感。口干口苦，二便常可。舌质红苔黄厚，脉象弦数。

诊断：干霍乱。

辨证：邪郁少阳，气机失畅。

治疗原则：和解少阳，调畅气机。

处方：柴胡 20g，黄芩 20g，延胡索 30g，丹参 30g，白芍药 20g，云木香 10g。

七月二十一日二诊：服药三剂。上腹部灼热感锐减，疼痛稍减。效不更方，连服六剂告愈。

体会：盛夏季节，饮食不节、不洁，凉热无制，浊邪壅塞，气机闷乱，因而上腹部剧烈疼痛。久病不愈，邪郁肝胆，少阳经气不畅，故寒热有时，口苦脉弦。

三先生评：中医霍乱，不同于现代医学的霍乱弧菌引起的烈性传染病，其含义更广泛，包括各种急性发作以剧烈吐泻为主要表现的疾病，其病因、病机如《诸病源候论·霍乱病诸候》所言："霍乱者，由人温凉不调，阴阳清浊二气有相干乱之时，其乱在于肠胃之间者，因遇饮食而变发。"其中突然腹中绞痛，吐泻不得的被称为干霍乱。《医宗己任编·霍乱》："有干霍乱者，俗名斑痧，又名搅肠痧。吐泻不见，面色青冷，腹中绞痛，乃阴阳错乱最恶之候而最易治。急刺委中出血，明矾末调饮探吐，或用菜油探吐，兼用碗刮背上，用苎麻根蘸清菜油，刮夺命穴、督脉后顶、天庭等处，后服砂仁细末数口，连嗳数十声即愈。"除内服药物探吐、急刺委中出血外，并可刺十指出血，以及先生的通便法。以上6个医案，就属中医霍乱。医案1的肠粘连；医案2的胰腺炎；医案3、医案5的食积；医案4的不明原因；医案6的胃痉挛，虽然各自属于不同疾病，但在发展过程中，出现"痛胀吐闭"共同表现的时候，先生都诊为霍乱，辨证施治，皆取佳效，这是非常值得我们学习的。

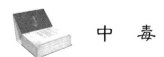

中　毒

【**医案1**】　黄某，男，26岁。二〇〇三年一月十九日来诊。

主诉：全身瘙痒起皮疹3天。

现病史：3天前，患者不慎着凉，某所给予利巴韦林、复方氨基比林注射液肌内注射，口服药片数种。半小时后出现瘙痒，继之起皮疹，医生又给予

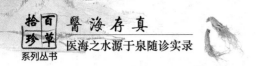

扑尔敏（氯苯那敏）等药物口服，效果欠佳。患者无寒热，微汗。全身可见大小不等的风团，色红，感觉灼热，触之疼痛。舌质红苔薄黄，脉象浮数。

诊断：中药毒。

辨证：风热郁肤。

治疗原则：疏风散热，解毒止痒。

处方：金银花 10g，蝉蜕 10g，甜地丁 20g，石膏 20g，赤芍药 15g，牡丹皮 12g，丹参 30g，地肤子 20g，白鲜皮 10g，紫草 12g，薄荷 6g，甘草 3g。

医案 2 高某，男，2 岁。二〇一〇年二月六日来诊。

主诉：面部躯干部起皮疹 2 天。

现病史：一月三十一日，患儿发热咳嗽，某所医生诊断为上呼吸道感染，给予阿奇霉素、炎琥宁等静脉滴注，口服药片数种。治疗 3 天，热退咳减。昨天早晨，家长给患儿洗脸，突然发现面部出现红疹，急到某院就诊，医生诊断为猩红样药疹，给予抗过敏治疗，今天早晨皮疹蔓延至躯干，特来求治。患儿无寒热，无汗。皮疹分布面部以及躯干，针头大小的红色丘疹，微痒，时哭闹，稍抓即舒。口微渴，饮食一般，二便常可。舌质红苔薄黄，脉象数。

诊断：中药毒。

辨证：风热型。

治疗原则：疏风散热，解毒止痒。

处方：蝉蜕 3g，柽柳 5g，甜地丁 6g，白鲜皮 5g，薄荷 3g，生山楂 20g，焦山楂 10g。两剂。

体会：各种药物，通过不同途径，进入机体，作为邪气，常常遭到正气的排斥与抗争，结果出现多样变化。该例以风热挟毒的形式，发散于肌表为顺，反之为逆。

医案 3 张某，男，35 岁。一九八九年十二月三十日来诊。

主诉：头痛恶心一夜。

现病史：昨天傍晚，患者新买 1 节烟筒，更换时始终对接困难，历时 2 小时。由于当时未将煤球炉火熄灭，因此吸入了大量煤毒。1 小时后，出现头痛、恶心，夜间服用止痛片，效果不著，今早前来就诊。患者自行骑车前来，神志清晰，对答准确无误。口唇鲜红犹如樱桃之色。主诉头痛，太阳穴处胀痛，较剧。恶心欲呕，无寒热，无汗，有胸闷感。

诊断：煤气中毒。

辨证：轻型。

治疗原则：下气解毒。

处方：莱菔子50g煎水代茶饮，生食萝卜些许，也可取萝卜适量捣碎取汁服。

注意保暖，通风处呼吸。

体会：患者燃烧煤球，误吸大量的炭毒气体，炭毒上窜头面，影响气机，阻于头面，清阳被阻，因而头痛头胀，唇色樱桃。

> **三先生评**：中毒有百端，历代文献记录也很多。而西药毒，可谓新生事物。医案1、医案2都是药物过敏性皮炎，西医抗过敏治疗，多可治愈，部分治疗无效或效果欠佳者，中医依旧可以辨证论治而解除病痛，这就是中医不可取代的优势。两案皆见苔黄脉数，断为风热，予以疏散风热而愈。医案3是煤气中毒，也就是一氧化碳中毒，先生所治尚属轻浅，一味莱菔子代茶，可做不时之需的参考，然而重者可以危及生命，也要有足够认识。

胁　痛

医案1　李某，女，50岁。一九八八年二月一日来诊。

主诉：右上腹部阵发性疼痛，伴呕吐1天。

现病史：今天早晨，患者食下过夜的剩饭剩菜，大约30分钟，突然右上腹部疼痛，继之呕吐。某所诊断用药不详，肌内注射过后迅速好转。未及1小时，疼痛再次发生，急往某院求治。经过血液检验，超声波检查，医生诊断为急

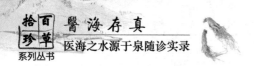

性胆囊炎，建议住院治疗，患者婉拒，特来我处。患者形体消瘦，面色苍黄，痛苦呻吟。感觉发热，不恶寒，无汗。平素头痛头晕，口干口苦，微渴。大便时溏时结，无规律，小便黄少。主诉右上腹部持续性疼痛，阵发性加重，并向右肩臂放射，恶心呕吐苦水。右上腹部肌肉紧张，墨菲征阳性。舌质红苔黄厚，脉象弦数。

诊断：胁痛（急性胆囊炎）。

辨证：肝胆湿热。

治疗原则：清泻湿热，疏肝理气。

处方：柴胡25g，黄芩25g，大黄15g，旱半夏10g，代赭石20g，竹茹球10g，醋香附子20g，郁金20g，乌梅20g，干姜5g。

二月三日二诊：服药两剂。发热已退，大便通畅，呕吐未作，疼痛大减。上方减大黄，加丹参50g，金钱草30g。

疗效：连服六剂而愈。

体会：湿热内盛之体，复因饮食不洁，二因互相交阻于中，导致气郁、湿郁、热郁。肝主疏泄，不断分泌排泄胆汁助脾胃，肝失疏泄，胆汁排泄障碍，阻于肝胆之络，因而出现右侧持续性疼痛，但是肝胆的周期性排泄胆汁并未停止，因而出现阵发性加重。正盛而邪实，交争于里，故发热。六腑以通为用，不通则痛，通则不痛，故以清泻之法治之。

医案2 陈某，女，27岁。一九八八年四月十三日来诊。

主诉：右侧胁痛连及右后背6个月。

现病史：6个月前，患者与邻居发生纠纷，次日出现右侧胁痛。后到某院就诊，医生检查诊断为急性胆囊炎，住院治疗半月好转。出院后间断治疗，至今未愈。患者无寒热，无汗，经常头晕，右胁隐痛，常常波及右后背。情志不畅，嗳气频作，厌食油腻，吞咽食物时不舒适，食量少，口干，饮水不多，小便可，大便干燥。舌质红苔黄厚，脉象弦。

诊断：胁痛。

辨证：肝气郁结。

治疗原则：疏肝理气止痛。

处方：醋香附子 25g，炒川楝子 10g，郁金 25g，炒枳实 10g，当归 10g，生地黄 30g，麦冬 40g，炙乳香（后下）5g，炙没药（后下）5g，生山楂 30g，焦山楂 30g。

四月十六日二诊：服药三剂，症状大减，效不更方，再进三剂。

体会：急性胁痛，迁延不愈，经由肝气失调，阻于胁络所致，犯及脾胃，运化失常，挟积、挟瘀、伤阴。

医案 3 王某，女，46 岁。二〇〇三年四月四日来诊。

主诉：两胁窜痛 1 周。

现病史：1 周前，小狗咬伤邻居，受到责骂，闷气由生。第二天出现胁肋窜痛，某所给予木香顺气丸，多潘立酮（吗丁啉）口服，初服有效，再服效差。患者不恶寒，时觉发热，有汗不多，烦躁失眠。食欲差，食量少，嗳气不畅，口干口苦。小便黄，大便常可。舌质红苔薄黄，脉象伏。检查腹部柔软，无压痛，巩膜无黄染，墨菲征阴性。

诊断：胁痛。

辨证：肝郁化热。

治疗原则：疏肝解郁，清热泻火。

处方：牡丹皮 15g，栀子仁 12g，醋香附子 15g，当归 5g，白芍药 20g，炒白术 5g，生地黄 20g，黄芩 10g，茯神 30g，丹参 30g，郁金 10g，姜黄 6g，玫瑰花 10g，云木香 6g，炒桃仁 10g，红花 10g，甘草 3g。

四月十二日二诊：服药三剂，药后未见动静，以为无效，未再服用。昨天症状突然尽失，今日前来，再索三剂。

体会：患者情志失调，肝气郁结，气机郁滞，阻于胁络，无形之气，时聚时散，故两胁窜痛。肝气犯胃则嗳气纳差，郁而化火，扰动心神则烦躁失眠。热熏胆汁则口干口苦，热邪内郁不散则身觉发热，气病及血搏结于内则脉伏。

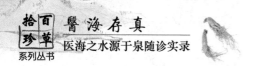

三先生评：胁痛之病多责之肝胆，肝木失于条达，或成无形之气滞如医案 3，或成有形之郁结如医案 1、医案 2 之胆囊炎。施治有气滞、血瘀、湿热、阴虚几大分类，然于实际多相互夹杂。读者于先生用药上的细微差别上多加留意，或可更多收获。

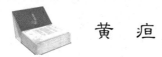

黄 疸

医案 刘某，男，4 岁。一九八六年二月二十三日来诊。

主诉：腹部疼痛，尿黄 2 天。

现病史：患者接种未有遗漏，病前当地散发甲肝。昨天早晨，患儿突然出现腹部疼痛，某所诊断不详，给予午时茶颗粒冲剂，以及药片数种口服。今天早晨症状未能缓解，即刻前往某院检查。验血报告：黄疸指数 9U，谷丙转氨酶 300U。疑诊为急性肝炎，建议住院治疗，患儿家长婉拒。患儿发热，有汗不多，口渴多饮。上腹部疼痛，身痛乏力。食欲差，食量少。小便黄少，大便干燥，两日一行。巩膜轻度黄染，舌质红苔黄厚，脉象大数。体温 37℃。

诊断：黄疸。

辨证：热毒炽盛。

治疗原则：清热解毒，利湿退黄。

处方：茵陈 15g，板蓝根 20g，栀子 10g，黄芩 6g，黄柏 6g，大黄 20g，金银花 15g，川木通 5g，炒枳实 5g，丹参 15g。

二月二十七日二诊：服药三剂，大便通畅，腹痛大减，原方减大黄，再服三剂。

体会：患者感受疫毒，毒犯阳明，灼伤津液，因而发热口渴。湿热蕴结脾胃，运化失常，故食欲缺乏，腹部疼痛。湿热蕴结于肝胆，经气不畅，熏蒸胆汁，上及肝窍故目生黄疸，湿热之邪下注膀胱则尿黄而少。

三先生评：湿热黄疸，热重于湿者茵陈蒿汤主之，此其常；善做加减以应证之各异，此为变。方与证和，效如桴鼓。

臌　胀

◀医案▶　王某，男，57岁。一九八七年十月二十六日来诊。

主诉：腹部胀满，逐渐加重2个月。

现病史：患者早年出现黄疸，经过治疗已愈多年。2个月前感觉腹部胀满，某院检查发现肝功异常，诊断为肝硬化。患者经济不支，中医西医治疗至今未见好转。患者易生气，嗜酒，每日200ml。面部、上肢消瘦，腹部及脚踝肿胀，午后觉热，汗少，经常头晕乏力，食欲差，小便少，大便每日1次，矢气夹杂。腹部膨隆，光亮，移动性叩浊，腹水量中等，肝浊音界缩小。舌质淡红，苔白厚，脉象弦。

诊断：臌胀。

辨证：气滞湿阻。

治疗原则：顺气除湿，利水消肿。

方剂：排气饮加减。

处方：沉香木10g，砂仁10g，醋香附子15g，藿香20g，厚朴15g，乌药6g，云木香10g，炒枳壳10g，陈皮15g，半夏12g，干姜6g，灯芯6g，焦山楂30g，金不换20g，白茅根30g，泽泻10g，水煎沸后10分钟即可。每日一剂。

另浮萍一粒丹，每次3g，每日2次，口服。

疗效：随证加减六十余剂，症状逐渐消失，移动性叩浊阴性，临床告愈。

体会：患者嗜好醇酒，碍脾生湿，合以情志失畅，导致气滞湿阻。肝胆失和，浊气充塞，因此腹部胀满。脾胃失和，传导失司，矢气夹杂，水液代谢障碍，

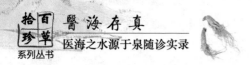

水湿壅阻，水道不利，因此尿少。

注：当地草药金不换，药农有售，根黄如金，与土大黄相似，作用相近。

三先生评：风、痨、臌、膈是中医四大难证，此例臌胀，西医诊为肝硬化，且年龄将近 60 岁，多预后不良。先生以景岳排气饮化裁取得如此佳效，值得学习、参考。

 郁 证

●**医案 1**● 瞿某，男，36 岁。一九八八年五月二十六日来诊。

主诉：胸胁胀满 2 年余。

现病史：近几年来，患者夫妇经常拌嘴，互不相让。2 年前，开始出现胸胁胀满，未重视。病情逐渐加重，输液治疗效果不著，今求中药试治。患者无寒热，多汗，头痛头晕，精神疲惫，胸胁胀满，胃脘胀痛，烦躁易怒，口苦口干，食欲缺乏，二便常可。舌质红苔薄黄，脉象迟实。血压 90/60mmHg，脉率 54 次 / 分钟。

诊断：郁证。

辨证：气郁化火。

治疗原则：疏肝解郁，佐以清热。

处方：醋香附子 30g，栀子仁 30g，黄芩 20g，浙贝母 15g，当归 10g，川芎 20g，炒白术 10g，炒苍术 10g，化橘红 15g，薏苡仁 30g，薄荷 10g，紫苏 10g，炒槟榔 25g，麦冬 12g，老黄牛尾 30g。

六月二日二诊：服药三剂，眩晕顿止，精神振奋，但是出汗较以往偏多，上方减紫苏为 5g，薄荷为 3g。

六月八日三诊：血压 110/70mmHg，脉率 80 次 / 每分钟，食欲仍差，上方加炮穿山甲 5g，生山楂 30g。

体会：经常吵闹，恼怒太过，气机失畅，因而郁结。经气失畅，胸胁胀满，横逆犯胃，胃脘胀痛。郁久化火上扰清空，因此烦躁易怒，口干口苦，头晕神疲。气火郁结，深伏于内，阻滞血脉流行则迟实。

注：老黄牛尾，当地草药，学名蓬子菜。夏季开花季节采收称为老黄牛尾。秋季采收的二茬效果较差。（报道称：研究发现，蓬子菜是一种清热解毒、行血散瘀且有止痒作用的草药，它不仅可以改善血液流变学指标，而且能够增强血管内皮细胞的功能。黑龙江中医药大学附属一医院周围血管病科的特色方剂中，此药的出现概率非常高，它的入药使动脉硬化闭塞症、下肢深静脉血栓形成、糖尿病足、下肢浅静脉曲张等周围血管疾病获得了良好的疗效。）

🔘 **医案 2**　尤某，女，36 岁。一九九〇年四月二十九日来诊。

主诉：胸闷气短，胃脘进凉风 3 年。

现病史：3 年前，患者再育一女，正值冬季，产后饥饿难忍。抱女步行 5 里回家，途中觉凉。回到家中饭菜皆凉，一气之下，喝下白酒 1 瓶。数日后醒酒，老是感觉胃部发凉，有进风感。多方求治，效果一般。患者形体适中，面色暗红，怕热，多汗，胸闷气短，四肢乏力。胃脘不适，感觉进凉风，不分冬夏，需要棉物覆盖，好像戴帽一般，触之皮肤温暖。口干微渴，食欲一般。二便常可。月经周期尚准，量中，有小块较多。舌质暗红，苔白厚，脉象结。

诊断：郁证。

辨证：气血郁滞。

治疗原则：行气解郁，活血化瘀。

处方：醋柴胡 20g，佛手 15g，炒枳实 6g，沉香（后下）3g，炒桃仁 10g，红花 15g，赤芍药 20g，当归尾 10g，川芎 6g，怀牛膝 4g，桔梗 4g，陈皮 15g，旱半夏 10g，茯苓 20g，桑寄生 20g，炙鳖甲 30g，炒麦芽 30g，黄芪 6g。

五月二日二诊：服药三剂，胸闷症状稍减，余症同前。守方继服六剂。

五月十六日三诊：共服九剂，药后胃脘进风依然，以为无效未再服药。不料停药 1 周，胃脘进风感出现松动，感觉较以前明显减轻，大悦。索十剂继服。

五月二十七日四诊：进凉风感消失，胸闷气短现象未作，迭进六剂而愈。

体会：患者喜得千金，本应善待，反观患者忍饥挨饿，情志必然失畅。气机郁滞，阻于脉络，故胸闷气短。气病及血，气滞血瘀挟痰，交阻于胃脘，局部组织失于温养，因此感觉进风发凉，气郁不舒，痰血互结，脉气阻滞而脉结。

●医案3 马某，女，53岁。二〇〇八年八月十日来诊。

主诉：胸部闷胀，咽如物梗1年余。

现病史：1年前，患者因家庭不睦而闷气常生。后来逐渐出现胸闷，继之感觉咽如物梗，曾经到多家医院求治，诊断结果都是神经官能症。药物没少吃，针也没少打，还是老样子。今来我处求治。患者无寒热，时出汗，经常头痛头晕，失眠多梦。胸部满闷，叹息则舒服。口干口苦，咽部如有物梗，吞之不下，吐之不出，吃饭时没感觉，休息时不知道，闲着时加重。饮食一般，二便常可。

检查：咽部淡红，悬雍垂喉核无肿大，咽后壁暗红，可见绿豆大小滤泡多个。舌质淡红苔白厚，脉象弦滑。血压160/100mmHg。心（－），肺阴（－）。

诊断：郁证。

辨证：痰气郁结。

治疗原则：疏肝解郁，化痰散结。

处方：醋柴胡15g，炒枳壳10g，白芍药20g，醋制香附子20g，木香6g，旱半夏10g，黄连炭6g，黄芩炭6g，天麻20g，首乌藤60g，炒酸枣仁30g，焦山楂20g。

外用：验方麝冰散。

八月十四日二诊：服药三剂，症状大减，但是小便出现灼热。上方加淡竹叶，灯心草清热利尿，三剂。

八月十七日三诊：诸症退去，又索三剂巩固治疗。

体会：情志失调，气机郁滞，津液运行不畅，凝聚成痰，痰气交阻于胸膈之上则胸中满闷，聚于喉底则滤泡增多。另外气郁日久化热，热熏胆汁，胆气上逆则口苦口干，扰乱心神则失眠多梦。

注：验方麝冰散见于耳鼻喉科学（黄柏、黄连、甘草、鹿角霜、玄明粉、明矾、硼砂、冰片、麝香）。[《中医耳鼻喉科学》（五版）中记载，麝香散（《喉

症全科紫珍集》）：麝香、冰片、黄连末，共研细末。]

医案 4　孟某，男，20 岁。二〇〇二年十一月二十二日来诊。

主诉：心悸、呼吸困难 2 年，加重 10 天。

现病史：患者性格内向，常生闷气。2 年前出现心悸，胸闷呼吸困难，迫切求治，辗转于各地，收效甚微。5 天前，因生气再次加重，某院多项检查，未发现明显异常，疑诊为："心脏神经官能症"。服药片数种效差。今求中药试治。患者怕冷无汗，睡眠差，自述自己患严重心脏病，病情严重，很难医治，心慌心悸，胸闷，呼吸困难，不时出现心脏停顿，窒息感，自己摸到脉搏停顿。无嗳气，无矢气。口不渴，饮食一般。二便常可。舌质淡红，苔白厚，脉象沉结。

诊断：郁证。

辨证：肝气郁结。

治疗原则：疏肝解郁，化痰散结。

处方：醋柴胡 20g，白芍药 30g，炒枳实 6g，佛手 15g，远志肉 10g，旱半夏 10g，节菖蒲 10g，丹参 30g，桂圆肉 10g，三七 5g，土虫 6g，红花 10g，益母草 20g，茯苓 30g，甘草 3g。

十一月二十六日二诊：服药三剂，症状明显好转，结脉未触及，效不更方，连服六剂而愈。

体会：肝主疏泄，性喜条达，情志失畅，气机郁结，痰浊由生，经脉气机壅阻，因而胸闷呼吸困难。气病及血，血行瘀滞，心失濡养则心悸，脉道不利则脉结。

医案 5　罗某，男，36 岁。二〇〇四年九月四日来诊。

主诉：心慌、心悸欲死 1 年余。

现病史：患者从事个体餐饮，常生闷气，病前有服食粗盐 1 年史。1 年前，突然无诱因出现心慌心悸，被急救入院。入院后，多项检查未发现异常，1 周后出院。出院后，症状逐渐增多，体重不断下降，四处未间断求医，效果平平。1 个月前到某院检查发现，促甲状腺激素 1.36，游离三碘甲状腺原氨酸 3.1，游离甲状腺素 1.2。今来我处就诊。患者 1.70m，体重 69.5kg，面色潮红，两目光彩。烦热多胸汗，经常心慌心悸，难受欲死，每日不时发生，无法工作。经常失眠，多梦。口干口苦，多饮喜凉饮。食量大，小便可，大

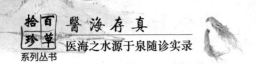
便秘。舌质红苔少，脉象弦数。平臂未见指颤，甲状腺未见肿大，未触及结节。

诊断：郁证。

辨证：心阴亏虚。

治疗原则：养心定悸，理气化痰。

方剂：二阴煎四海舒郁丸加减。

处方：生地黄12g，玄参10g，天冬15g，麦冬15g，炒酸枣仁30g，朱茯神20g，生白芍30g，当归10g，丹参20g，海蛤粉20g，海藻15g，昆布15g，夏枯球（后下）20g，黄药子6g，青木香6g，制香附子15g。

九月十七日二诊：服药十剂，心悸症状明显减轻，效不更方再进十剂。

十月二日三诊：心悸偶作，其余症状微有，更进十剂善后。嘱常食海带半年。

医案6 秦某，女，31岁。一九九二年十月七日来诊。

主诉：早饭后不停地吹气，入睡方止，4个月。

现病史：4个月前，患者探视另一名患者，回家后感觉咽部噎塞，不停地向外吹气，入睡方止。多项检查未发现其他疾病，某院诊断不详，间断服药至今未愈。患者体格健壮，面色红润，无寒热，有汗不多，睡眠佳，食欲可，口干，饮水不多，二便可。强烈要求用好药治疗，主诉身上没有多少气啦，不停地吹，快不行了，咽部淡红，悬雍垂居中，无肿大，扁桃体位于咽隐窝内，咽后壁可见淋巴滤泡增生。舌质微红，苔薄白，脉象弦滑。

诊断：郁证。

辨证：痰气郁结。

治疗原则：宣郁化痰。

处方一：蛤蟆草40g，炒酸枣（捣）100g。

处方二：精神安慰。

十月二十一日二诊：服药四剂，白天出现困顿，症状有所好转。效不更方，再进四剂。

注：临床体会，蛤蟆草具有宣郁化痰的作用，酸枣具有平肝理气、安神定志的作用，合以精神安慰治疗，共同取效。

　　三先生评：喜、怒、忧、思、悲、恐、惊，谓之七情，情志的变化可引起身体气机紊乱，超出自我调节能力后而形成的疾病，中医称为郁证。其见证多端，治疗总以调整气机为主，疏肝、安心、醒脾为常用之法。心病还须心药医，治疗过程中，言语解劝，精神安慰，使其心怀舒展，心情调达，也是一种非常重要的手段。医案6中的蛤蟆草：当地草药，学名荔枝草，唇形科植物雪见草的全草，清热，解毒，凉血，利尿，用于咽喉肿痛、支气管炎、肾炎水肿、痈肿；外治乳腺炎、痔疮肿痛、出血。先生用于此处，别出心机。

瘀　证

医案 1　田某，男，64 岁。二〇〇四年十一月二十日来诊。

主诉：右下肢间歇性疼痛一年半。

现病史：患者高血压病史 20 余年，坚持服药至今未断。去年麦收前，天气干旱，从深沟中取水，提担浇菜。傍晚出现右下肢疼痛，次日到某院就诊，医生诊断不详，给予阿司匹林肠溶片口服，至今症状未减。患者老年男性，形体偏胖，无寒热，无汗，经常头痛头晕，睡眠可，饮食一般，二便常可。右下肢疼痛，休息时轻，活动后加重，常常因走路而疼痛加重，被迫停止，阴天雨天不加重。舌质暗红，苔白厚，舌下静脉迂曲，脉象促。

诊断：瘀证。

辨证：瘀阻血脉。

治疗原则：活血化瘀，通脉止痛。

处方：炒桃仁 12g，红花 10g，当归 10g，川芎 10g，黄芪 20g，生地黄 15g，赤芍药 15g，丹参 30g，怀牛膝 20g，秦艽 15g，地龙 20g，独活 4g，旱半夏 10g，陈皮 10g，炒枳实 6g，醋香附子 15g，薏苡仁 40g。

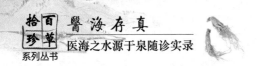

十二月三日二诊：服药十剂，疼痛顿失，再服十剂巩固治疗。

体会：患者有血管性疾病20余年，气血运行失畅久远，复因劳力过度，血壅而聚于右下肢，因而疼痛。病理性产物作为致病因素，作用于机体，互为因果，因此久久难愈。

医案2 王某，男，24岁。一九八八年六月二十七日来诊。

主诉：腰伤四天，发热3天。

现病史：4天前，患者被牛顶伤腰部，服麦迪霉素、三七伤药片，外贴膏药治疗。夜间疼痛突然加重，晨起自测体温37.3℃，到某所求治，静脉推注氨苄西林等药物，口服安乃近，连续治疗3天，病情有增无减。患者发热，不恶寒，无涕，无汗，不咳嗽，口干微渴。无呕吐，无腹泻。腰痛以右侧为主，皮肤颜色未见异常，小便常可，大便稍干。舌质暗红，舌苔薄白，脉象数有力。

诊断：瘀证。

辨证：瘀热内结。

治疗原则：化瘀散热。

处方：炒桃仁10g，红花10g，生地黄60g，酒大黄15g，赤芍药20g，炒枳实10g，厚朴20g，薄荷6g。

疗效：次日热退。

体会：患者突受暴力，意外受惊，气机逆乱，气血运行失常，营卫失调，热从内生，因而发热。

医案3 范某，女，88岁。一九八九年十一月六日来诊。

主诉：夜间神昏乱语半年。

现病史：半年前，患者发热，咳嗽。经过输液治疗痊愈，愈后不久，家人发现患者夜间胡言乱语，呼之不醒。白天如常，对夜间之事不晓。曾到卫生室注射氨苄西林10余天，疗效不著。患者老年女性，形体消瘦，肌肤甲错，有粪臭味。主诉无寒热，有汗不多，经常头晕乏力，气短。纳差，腹胀不著，小便可，大便20天1次，结便与稀便交混，臭秽难闻。舌暗红，苔白厚，脉象细涩。

诊断：瘀证。

辨证：瘀热互结。

治疗原则：通腑泄热，活血化瘀。

方剂：桃核承气汤。

处方：西洋参10g，桃仁泥10g，红花10g，大黄10g，枳实6g，厚朴10g，生地黄30g，赤芍10g，竹茹20g，芒硝6g（与煎液溶服）。

疗效：服药一剂，大便泻下污秽许多，当夜未闻乱语。

体会：高龄患者，正气本虚，初感温热，内犯阳明，灼津炼血，久病不解，阳明腑实，瘀血内结，热扰心神，因而夜夜乱语。

医案4　席某，男，11岁。一九八九年六月二日来诊。

主诉：左侧肢体瘫痪不用20余天。

现病史：五月四日，患者头部外伤，昏迷不醒，医院检查后诊断颅内出血，手术后至今肢体不见好转，出院后前来治疗。患者面色萎黄，无寒热，饮食一般，二便常可，无其他不适。舌淡红，苔薄白，脉象缓弱。左侧上下肢，不能自行收缩。

诊断：瘀证。

辨证：髓海瘀阻。

治疗原则：化瘀通络。

处方一：头针疗法，健侧感觉区、运动区，各取上1/5，中2/5，强刺激。

处方二：红参3g，红花10g，当归20g. 赤芍10g，川芎6g，白芷20g，乌梢蛇20g，节菖蒲10g，水煎服，冰糖引。两日一剂。

疗效：4天下肢可收缩；8天，扶物可立；14天扶拐自行；20天弃杖自行；40天临床告愈。

体会：颅骨骨折，局部血脉横断，血溢脉外，形成血瘀，阻于脑脉，血脉失养，因而出现相应肢体痿而不用。

　　三先生评：瘀指瘀血，由瘀血引起的病症称为瘀证。医案1、医案2、一按都是有明显外伤因素致病；医案3虽无外伤史，但消瘦，肌肤甲错，舌暗红，脉象细涩的典型瘀血表现。桃核承气汤加减一剂效。可见中医治疗既要求因，更重辨证。

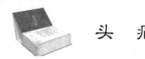

头　痛

医案1　　某男，9岁。二〇〇一年三月一日来诊。

主诉：前头部针刺样疼痛6个月，加重1天。

现病史：6个月前，患者头部摔伤，X线检查，颅骨骨折，昏迷数天。出院后，经常头痛，阴雨天加重。半年来，月月发生数次剧痛，常常静脉滴注甘露醇，以及抗生素。今日上课期间，突然发作，特求中药试治。患者无寒热，无汗，头痛剧烈，前头部固定不移，针刺样，痛苦呻吟。饮食一般，二便常可，舌质暗红，舌苔白厚，脉象涩。

诊断：头痛。

辨证：瘀血阻络。

治疗原则：破血逐瘀，通络止痛。

处方：土虫10g，炒桃仁6g，红花10g，赤芍药6g，当归6g，生地黄6g，节菖蒲10g，白芷10g，酒大黄6g。

三月四日二诊：服药三剂，疼痛大减，效不更方再服三剂。

三月八日三诊：头痛未再发生，迭进三剂巩固疗效。

体会：颅骨骨折，颅内外脉络断裂，血溢络外，有形之瘀血，阻碍气机，络脉不通，不通则痛，痛如针刺，固定不移。

医案2　　梁某，女，24岁。一九八六年二月二十三日来诊。

主诉：两颞部持续性疼痛半月。

现病史：2个月前，患者剖腹产，喜得双女，由于产后乳汁过少，经常忧愁。半月前感觉两颞部疼痛，服脑清片，黄连上清片，药后立止，停药后疼痛再现，今求中药试治。患者形体一般，面色无华。无寒热，多汗，体倦乏力，心慌心悸。两颞部疼痛难忍，持续不停，彻夜无休止，影响睡眠。饮食乏味，二便常可。舌质淡红，苔薄微黄，脉象细涩。月经未至，乳汁极少，乳房柔软无胀感。

诊断：头痛。

辨证：气血双亏。

治疗原则：补气养血，安神止痛。

处方：党参60g，麦冬30g，五味子3g，鹿角胶（烊化）24g，合欢皮20g，桂圆肉20g，通草10g。

二月二十六日二诊：服药三剂，头痛大减，夜能安寐，乳汁增多明显，效不更方，连服六剂。

体会：剖腹产后，气血大亏，乳汁生成无源，故乳少。气血两亏，故面色无华。血脉不充，脉道不利故细涩。血不养心则心慌心悸，睡眠不安。复因乳汁过少，忧愁不断，肝气失畅，气血失调，少阳经脉拘急，故颞部疼痛持续不休。

医案3　化某，女，54岁。二〇〇五年三月二十四日来诊。

主诉：前头疼10余年，加重1周。

现病史：10多年前，患者老母病故，难免悲伤，后来几次落泪，逐渐出现头痛。10余年来，多方求治，效果平平。1周前，被人呵斥，闷气由生，头痛突然加重。患者形体一般，无寒热，白天阵发性出汗，头痛固定于前额部，生气后加重。有时出现头晕，经常失眠多梦。口苦咽干，善叹息。饮食一般，二便常可。舌质暗红，苔白厚，脉象沉弦。血压180/100mmHg。

诊断：头痛。

辨证：气血失畅。

治疗原则：行气化瘀，通络止痛。

处方：醋柴胡15g，炒枳壳10g，合欢皮15g，炒川楝子10g，炒桃仁10g，红花10g，川芎20g，赤芍药15g，丹参30g，制何首乌15g，怀山药20g，天麻20g，远志肉10g，炒槟榔10g，炒白蒺藜12g，百合20g。

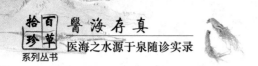

三月二十七日二诊：服药三剂，诸症悉减，效不更方，又服九剂而愈。

体会：患者丧母，悲伤过度，悲则气消，悲为肺志，肺气过度消耗，肺气运行失畅，气不帅血，气血失畅，阻于血络，不通则痛，固定不移。

医案 4 某，男，18 个月。二〇一二年八月二十日来诊。

主诉：呀呀拍头，呕吐半月。

现病史：半月前，患儿"呀呀"拍头，进食或饮水后出现呕吐。某所医生诊断不详，给予静脉输液治疗，用药不详，连用 10 天，病情未见明显好转。后到某院求治，医生经过多项检查，确诊为脑积水。今来我处求中药试治。患儿头发稀疏，面色萎黄，喉中痰鸣噜噜，仅会"呀呀"，未发过语言单词。无寒热，易出汗，经常感冒咳嗽，口常渴，食量偏少。大便干燥，每天 1 次，小便可。右侧颞浅脉络曲张，眼压有弹性，瞳孔等大等圆。舌质淡红，苔白厚浊，脉象数。

诊断：中医诊断，头痛；

西医诊断，脑积水。

辨证：痰浊於阻。

治疗原则：化痰浊，通经脉，开髓窍。

处方：胆南星 10g，旱半夏 5g，天麻 5g，炒枳实 2g，淡竹茹 5g，山慈菇 3g，陈皮 5g，茯苓 5g，节菖蒲 5g，远志肉 3g，炒桃仁 5g，红花 5g，丹参 5g，当归 5g，连翘 6g，路路通 5g，黄连炭 4g。

八月三十日二诊：服药十剂，不再拍头，呕吐未作，苔转白厚。效不更方，再进十剂。

九月九日三诊：未再拍头，呕吐未作，苔薄白。原方减枳实、山慈菇、胆南星，加人参 2g。

九月二十三日四诊：头颅平扫，未发现脑积水。

体会：患儿为先天性脑损伤，语言表达障碍，家长及医生未能及时发现，以至病情缓慢发展。当务之急，以治疗头痛为要务，表现喉中痰鸣，脉络曲张，苔厚浊。处以黄连温胆汤加减，十剂后明显好转，三十剂脑积水消失。

医案 5 陈某，男，62 岁。二〇〇三年十月四日来诊。

主诉：两太阳穴疼痛 20 年。

现病史：患者有烟酒嗜好，20 多年前，出现两太阳穴疼痛，每天十点开始，下午好转，酒后加重。经常服脑清片、黄连上清片好转，某院医生测量后，诊断为高血压，服降压药至今未停，但是血压越来越高，伴随症状越来越多。患者身高 168cm，体重 85kg，面色虚浮，鼻准头暗红，偏凉。不耐寒热，多汗，头晕脑涨，善忘，午后下肢沉重，按之凹陷。饮食一般，经常腹痛腹泻，便后肛门灼热。小便赭红，味臊。舌质暗体胖有齿痕，苔薄少，舌尖有红点，脉象浮大结。血压 180/110mmHg。

诊断：头痛。

辨证：瘀血阻络，寒热失调。

治疗原则：活血通络，温凉并用。

方剂：自拟。

处方：土虫 10g，五灵脂 10g，蒲黄（包）10g，红花 10g，黑附子（先煎 2 小时）10g，细辛 3g，桂枝 3g，干姜 1g，黄连炭 10g，黄柏炭 10g，当归炭 10g，茯苓 20g，制柴胡 15g，炒枳壳 10g，炒白芍 15g，黄芪 30g，木香 3g，甘草 3g。

十月七日二诊：服药三剂，未见动静。

十月十五日三诊：服药九剂，下肢沉重感明显减轻。血压未降。

十一月二日四诊：服药十八剂，所有症状明显减轻，血压未降。

十一月二十日五诊：服药二十七剂，头痛未作，血压 150/90mmHg。

十二月十日六诊：服药三十六剂，血压 120/80mmHg。

体会：嗜酒患者，酒气熏蒸肺窍，外感风寒之邪，寒凝血瘀，故准头暗红。久病不愈，失治误治，寒热失调，气血失畅，阻于少阳，经络不通，因而头痛固定不移。

医案 6　王某，男，31 岁。一九九一年九月三日来诊。

主诉：头痛身重 2 个月余。

现病史：2 个月前，天气炎热，患者取深井之水，灌顶冲凉。当晚出现发热、头痛、身重，卫生室输液治疗 10 天，症状未能缓解。入住某院检查，各项指

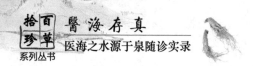

标正常，治疗 20 天，症状稍有减轻。出院后间断服中药、西药，至今未愈。患者体格健壮，感觉发热，体温不高，头痛头重，前额为主，全身困重，无力。有汗不多，口不渴，饮食减少。二便正常。体温 36.8℃，血压 140/90mmHg，心律整齐，舌质淡红，苔白腻，脉象沉缓。

诊断：头痛。

辨证：外感寒湿。

治疗原则：散寒除湿。

方剂：偏正头风散加减。

处方：白芷 30g，川芎 30g，制川乌 3g，防风 6g，木瓜 20g，红花 10g，炙鳖甲（先煎）30g，青蒿（后下）10g，皂角刺 20g，甘草 6g。三剂。水煎服，蜂蜜为引。

二诊：症状大减，守方又进六剂。临床告愈。

体会：盛夏季节，腠理大开，寒凉冲头，外感寒湿，血因寒凝，邪阻经络，经络失畅，不通则痛。

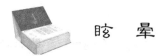

眩 晕

医案 1　　宋某，男，69 岁。二〇〇五年五月四日来诊。

主诉：反复头晕、目眩 20 余年，加重 3 个月。

现病史：20 多年前，患者出现头晕，医生检查后发现血压偏高，间断服用复方利血平片。3 个月前，突然加重，静脉滴注复方丹参注射液等，疗效欠佳。今求中药试治。患者老年男性，头发稀疏，形体干瘦，牙齿枯槁易折。冬天怕冷，夏天怕热，容易出汗。经常头痛、头晕，耳鸣如蝉，腰膝酸软，疲乏无力。食量少，食欲差，口微干。大便常可，夜尿 3 次。舌质淡红，苔薄白，脉象革。下肢可见凹陷性浮肿，血压 180/100mmHg。

诊断：眩晕。

辨证：肾精不足，清窍失养。

治疗原则：补肾填精充养脑髓。

处方：龟甲胶（烊化）20g，鹿角胶（烊化）20g，当归10g，菟丝子30g，枸杞子20g，红参3g，炒白术10g，茯苓30g，麦冬10g，桑寄生15g，杜仲炭20g，鸡血藤20g，天麻30g，桑螵蛸10g，炒酸枣仁30g，炙甘草6g。

五月十日二诊：服药六剂，头晕未减，下肢浮肿消退，四肢力增。守上方，茯苓减为10g，六剂。

五月二十日三诊：头晕大减，腰膝强劲，血压临界。再服六剂巩固疗效。

体会：患者老年男性，肾精亏虚久矣。肾主骨生髓充脑，肾精不足，腰府失养，故腰膝酸软，骨骼失养而齿枯易折，精少髓亏而脑海空虚，因而眩晕。精亏不能化生气血，因此病久气血也亏。精气血亏，脉道中空，脉象革。

◈ 医案2 ◈　刘某，男，50岁。二〇〇一年六月九日来诊。

主诉：头痛、头晕反复发作10余年，加重半年。

现病史：患者有饮酒嗜好，每日500ml。10年前，感觉头痛头晕，未曾重视。元旦刚过，突然两目发胀，目昏。自测血压240/140mmHg，速往某院求治。入院后，经过多项检查后确诊为脑梗死、高血压、高血糖、高血脂。住院治疗20余天，症状好转出院。出院后坚持服药，但是病情仍然反复发生，半年来入院3次。今日感觉症状再次加重，特来我处，求中药试治。患者形体偏胖，面色暗红，准头紫暗，鼻翼血络显张明显。怕热多汗，头胀痛，头晕不止，休息可稍好转。下肢轻度浮肿，走路如踏棉花。口干口渴，食欲佳。大便微干，小便赭红。血压220/120mmHg，舌质暗红，苔薄黄，脉象促。

诊断：眩晕、中风先兆。

辨证：肝阳上亢，瘀血阻络。

治疗原则：镇肝息风，活血通络。

处方：代赭石30g，牡蛎粉30g，全蝎10g，天麻20g，广地龙15g，炒白僵蚕20g，烫水蛭6g，炒桃仁10g，红花10g，白芍药15g，何首乌15g，怀牛膝10g，炒川楝子10g，生麦芽10g，浙贝母15g，前胡20g，炒杏仁10g，石膏粉30g，夏枯球（后下）15g，钩藤（后下）20g。

六月二十八日二诊：服药十剂，诸症悉减。效不更方，再进十剂。

七月十四日三诊：诸症再一步好转，患者大悦，继服十剂。

七月二十三日四诊：头痛、头晕消失，足部微有胀感，血压140/90mmHg。索十剂巩固治疗。

体会：任食醇酒厚味，失于节制，脾失健运，聚湿成痰。痰郁化火，扰动肝阳，因而头胀痛头晕。另外酒气熏蒸，复感风邪，郁伏于肺，肺气失畅，气滞血瘀，肺窍络阻而准头紫暗，血络显张。里不受邪，正邪相搏故脉促。

医案3 任某，女，42岁。二〇〇三年三月三十一日来诊。

主诉：眼前发黑，天旋地转反复发作10余年。

现病史：10余年前，春节前夕，疲劳过度，突然眼前发黑，天旋地转。急到某院求治，医生检查后发现血压过低，给予静脉输液治疗1周好转。10余年来，病情反复发生，每年5～6次，且逐年加重，十分痛苦。虽经多方治疗，但是至今未能够彻愈。今来我处试治。患者中年女性，形体适中，两足特别怕冷，下半夜方觉转暖，冬天白天较冷时，口唇经常紫癜，无汗。经常头痛头晕，发作时需治疗1周方见好转，腰膝酸软无力，上楼时下肢难抬，膝关节处"咯咯作响"，下楼时响声更大。口不渴，饮食一般，小便色清，夜尿两次，大便常可。月经周期尚准，量少色正，无块，末次月经三月十九日。舌质淡苔白厚润，脉象沉微。血压90/60mmHg，血糖2.7mmol/L。下肢可凹性浮肿，皮肤温度偏凉。

诊断：眩晕。

辨证：肾阳虚损。

治疗原则：温肾助阳。

处方：黑附子（先煎1小时）6g，盐巴戟天10g，肉苁蓉10g，桂枝6g，红参5g，黄芪30g，熟地黄20g，怀山药20g，山茱萸10g，当归10g，菟丝子20g，枸杞子10g，炒白术10g，茯苓15g，杜仲炭20g，光木瓜10g，银柴胡6g，炒枳壳10g，炙甘草3g。

四月十五日二诊：服药十剂，诸症悉减，索二十剂继服。

体会：患者疲劳过度，耗伤元气，久病不愈，损伤肾阳。肾阳不足，不能温阳肾府、骨骼、脑髓，因而出现腰膝酸软，骨骼鸣响，下肢厥冷、浮肿。髓海不充则眩晕，疾病在里则脉沉，阳气虚弱，鼓动无力则脉微。

医案 4　某男，46 岁。一九九〇年九月二十日来诊。

主诉：反复眩晕 3 年，肢软 2 天。

现病史：3 年前，患者出现头痛、头晕，卫生所测出血压偏高，间断服用降压药。昨天中午，突然眩晕，站立不稳，未曾重视。今天早晨，感觉症状加重。患者平素不怕冷，头面轰热，多汗，尤其头汗为多。经常头痛、头晕，腰膝酸软，失眠多梦。现左手不能持物，左下肢如踏棉花。饮食一般，小便色黄味臊，大便干燥。血压 180/110mmHg，舌质红苔白厚浮黄，脉象细数。

诊断：眩晕，中风先兆。

辨证：阴虚阳亢。

治疗原则：育阴息风。

处方：生地黄 60g，白芍药 30g，全蝎 12g，钩藤（后下）20g，何首乌 20g，牡丹皮 20g，怀牛膝 20g，光木瓜 30g。

九月二十三日二诊：服药三剂，症状大减，下肢仍然乏力，守方加乌梢蛇 30g，杜仲 30g。三剂。

九月二十七日三诊：诸症又减，二诊方连进六剂告愈。

体会：肝肾平素偏亏于下，故腰膝酸软，肝阳偏盛于上，上冒巅顶则头痛头晕，面部轰热。日久亢极生风，因此偏身感觉障碍。

医案 5　马某，女，73 岁。一九九四年八月一十六日初诊。

主诉：头重如蒙，季节性发作 12 年，加重 1 个月余。

现病史：一九八二年，盛夏之晨，因琐事与老汉争执，心情失畅。中午从田间归来，感觉头脑不适，全身乏力。卫生室诊断为中暑。治疗 2 天后乏力好转，留有头重如蒙，未曾重视，入冬渐愈。10 余年来，该病入夏发作，入冬好转，多方治疗，效果欠佳。1 个月前，宿疾再发，入院治疗 1 周，多项检查未发现确切病因，至今病情未能缓解。患者身体尚健，平素无寒热，有汗不多。头重如蒙，有时心慌，胸闷，善太息，睡眠欠佳，梦多。无耳鸣，两耳重听。口苦，纳差，微渴，无呕吐。大便日行两次，不成形。小便不畅，

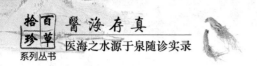

色浊。舌质红，苔黄厚。脉象沉弦微数。体温、血压、心律均在正常范围内。

诊断：眩晕。

辨证：痰浊内蕴。

治疗原则：理气化痰。

方剂：白金丸、二陈汤半夏、白术天麻汤加减。

处方：姜半夏 12g，陈皮 12g，炒苍术 10g，天麻 15g，制香附子 15g，云木香 6g，藿香 12g，黄芩炭 6g，黄连炭 4g，茯苓 12g，茯神 12g，泽泻 10g，党参 10g，野丹参 20g，首乌藤 60g，炒酸枣仁 20g。水煎服。

另白金丸 2g，每日 3 次，口服。

八月二十日二诊：心悸、失眠、口苦症状好转，大便偏多。头晕症状依然。守上方减黄连，加炒麦芽 20g，茵陈 20g，制鳖甲 20g。三剂。

八月二十五日三诊：头晕症状稍减，出汗顺畅，全身轻松许多，大便每日 1 次，成形。苔转薄黄。三剂。

八月二十九日四诊：眩晕又减，其他症状轻微。带走六剂。

效果：一九九八年偶遇，叙说入夏眩晕偶作，呈一过性，症状极轻，已无大碍。

体会：患者早年感受暑气，祛暑未尽，与体内痰浊郁气胶结而郁伏，当季欲出而不能，挟痰浊郁气，蒙蔽清窍而发生眩晕。

医案 6 迟某，男，56 岁。一九八八年十二月四日来诊。

主诉：下棋后迷迷糊糊 2 个月。

现病史：患者素体健康，2 个月前，与好友下棋。一盘过后，头脑迷迷糊糊，盘盘皆输，不下棋头脑清醒，天天如此。患者无寒热，出汗不多，睡眠可，头不痛，无眩晕。口不渴，饮食一般，二便可。血压 130/80mmHg。舌质淡胖有齿痕，苔白厚浊，脉象濡。

诊断：头昏。

辨证：湿热上蒙。

治疗原则：清利湿热。

处方：老碱 30g，每次 3g。开水冲服，每天 3 次。

效果:数日后见患者言,药后 10 分钟,症状缓解,原有的迷糊,再无发生。

体会:患者头昏,临床并无其他表现,可能属于善忘的早期症状,根据舌苔脉象,考虑为湿热之邪,上蒙清窍。使用老碱,可产生嗳气,带走并中和因湿热产生的酸腐浊气,有效地改变了头昏症状。

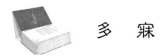

多　寐

医案 1　田某,男,14 岁。二〇〇五年四月十四日来诊。

主诉:昏昏欲睡 12 小时。

现病史:昨天晚饭后,患儿突然昏昏欲睡,家长催其写作业,并数次呵斥,未能唤起。早晨理应起床上学,家长数呼即醒,醒后接着又睡,疑其患病,带来就诊。患者形体偏胖,无寒热,有汗不多,饮食一般,小便常可,大便干燥。舌质淡红,苔白厚腻,脉象滑数。

诊断:多寐。

辨证:痰浊痹阻。

治疗原则:化痰醒神。

处方:陈皮 10g,旱半夏 10g,茯苓 10g,党参 15g,炒白术 10g,焦山楂 20g,炒莱菔子 10g,厚朴 6g,薄荷 6g,黄芩 6g,连翘 10g,大黄 6g,远志肉 10g。

四月二十二日二诊:服药三剂。服药当晚即愈,未再复诊。昨天晚上,症状再次发生,仍用原方加麦冬 10g,枸杞子 10g,桑椹子 10g,填精充脑。

体会:该患者形体偏胖,突然发病,苔腻脉滑,颇似痰浊痹阻,阳气不振。经过化痰醒神治疗后,愈而再发,故而考虑阴精不足,是为根本。

医案 2　赵某,男,9 岁。一九九八年十一月六日来诊。

主诉:食后作困 3 个月,加重 3 天。

现病史:3 个月前,患者饭后出现困倦,渐渐昏昏欲睡。后到某院求治,医生诊断不详,给予维生素 B_1、维生素 B_6 口服,疗效尚可。3 天前,突然餐中伏桌昏睡,呼之能应,继之又睡,严重影响学习。患者形体偏瘦,面白声低,懒动懒言。平素饮食一般,常咯吐稀痰。大便每日 2 次,溏软,夜夜遗尿。舌质淡苔白腻,脉象虚。

诊断:多寐。

辨证:脾气不足。

治疗原则:健脾益气,开胃醒脾。

处方:党参 15g,炒白术 6g,姜半夏 10g,茯苓 10g,生山楂 20g,焦山楂 20g,炒鸡内金 6g,陈皮 6g,益智仁 10g,茯神 10g,茶叶(后下)1g,溶冰糖 50g 为引。

十一月九日二诊:服药三剂,疗效显著,食欲大开。期间大便泻下甚多,未出现遗尿。上方减生山楂、茶叶。再进三剂。

十一月十二日三诊:食后未作困,遗尿未发生。索三剂巩固治疗。

体会:患者素体脾虚,运化乏力,清阳不升难耐食气,因而食后昏昏欲睡。

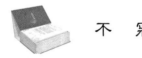

不 寐

医案 1　王某,女,40 岁。二〇〇九年九月十八日来诊。

主诉:夜难入睡 3 年。

现病史:患者性情急躁,经常生气。3 年前出现入睡困难,间断治疗效果欠佳。患者面色暗红,性情急躁,无寒热,出汗少,胸胁胀满,善叹息。经常彻夜难眠,无困意,即使入睡也是多梦纷纷。体倦乏力,两目干涩,口微渴,食量较少,二便常可。舌质红苔薄黄。脉象促。月经后延 1 周,量少有大块,色紫黑,有时可见白色肉团。经行少腹部疼痛,块下痛减。

诊断:不寐。

辨证:肝郁化火。

治疗原则：疏肝清热，养血安神。

处方：牡丹皮 20g，酒山栀 20g，醋香附子 20g，醋柴胡 20g，当归 10g，白芍药 20g，茯神 30g，炒白术 6g，炒枳实 6g，薄荷 4g，炒酸枣仁 30g，百合 30g，首乌藤 60g，丹参 30g，红花 10g，肉桂 0.5g。

九月二十二日二诊：服药三剂，夜间可小打一盹，小便出现尿急尿频尿痛，上方加黄连炭 10g，建泽泻 15g，墨旱莲 15g。

九月二十六日三诊：已能入睡 1 小时，身体感觉有力，小便仍有不畅，二诊方连服六剂。

十月七日四诊：睡眠较佳，仍多梦，月经顺延 1 天，无明显不适。迭进三剂，巩固治疗。

体会：情志失畅，肝气郁结，日久化火，郁火内扰，魂不守舍则入睡困难。肝郁乘脾则食少体倦，月经失调。性情急躁，舌红苔黄，脉促，皆肝郁化火之征。

医案 2　刘某，女，42 岁。二〇〇八年十一月十一日来诊。

主诉：心烦失眠 6 年。

现病史：6 年前，患者出现心烦失眠，服过不少西药，起初有效，久服效果不著。患者形体消瘦，两颧潮红，手、足心常热，夜间盗汗频作。经常头痛、头晕、腰酸、耳鸣、烦躁、失眠、善忘。饮食一般，二便常可，月经稀发量少。舌质红苔厚微黄，脉象短数。

诊断：不寐。

辨证：心肾不交。

治疗原则：交通心肾，解郁安神。

处方：黄连 10g，肉桂 2g，生地黄 15g，制何首乌 10g，麦冬 10g，醋香附子 6g，厚朴 2g，当归 6g，白芍药 6g，牡丹皮 3g，栀子仁 3g，盐知母 4g，地骨皮 4g，银柴胡 4g，首乌藤 30g，炒酸枣仁 15g，炒桃仁 10g，红花 10g，泽兰 10g，茯神 10g，怀牛膝 4g。

十一月二十六日二诊：服药十剂，诸症悉减，今索十剂巩固治疗。

体会：患者心烦在先，考虑为郁火上炎，耗伤阴精。水亏于下则腰酸、耳鸣、头痛、头晕。肾水不能上济于心，则心烦不寐，盗汗舌红。水火失济，气郁血瘀，

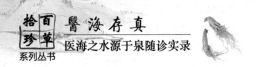
阻碍脉道，脉气不伸，故短而数。

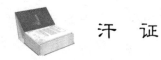 汗 证

医案 1 罗某，女，6 岁。二〇〇七年四月十三日来诊。

主诉：入睡即汗 3 个月。

现病史：3 个月前，家长发现患儿入睡后出汗，未曾重视。病情逐渐加重，半月前，带其前往某院求治，医生诊断不详，给予小白药片口服。患儿服药后口干面红，心中觉热，不出汗。入睡后出汗停止，停药后症状依然，今来我处求治。患儿形体偏瘦，两颧潮红，白天不易出汗，口干微渴。寐则汗出较多，仅见于头部，汗顺发梢流下，下半夜汗出停止。食欲一般，食量可。大便稍干，小便可。舌质嫩红，苔少，脉象细数。

诊断：盗汗。

辨证：阴虚火旺。

治疗原则：滋阴降火。

处方：熟地黄 20g，怀山药 15g，山茱萸 6g，建泽泻 6g，茯苓 6g，牡丹皮 6g，地骨皮 10g，炒酸枣仁（捣）30g，煅牡蛎 20g。

四月十六日二诊：服药三剂，当日汗出即止，今再索三副巩固治疗。

体会：多种原因引起肾阴虚，虚火内盛，迫液外泄，故寐则汗出。形体消瘦，两颧潮红，舌红少苔，脉象细数，皆为阴虚火旺表现。

医案 2 郭某，男，10 岁。二〇〇八年十二月十八日来诊。

主诉：睡则汗出 2 年余。

现病史：二〇〇六年夏，患者进入武校学习武术。由于天气炎热，强度较大，时间较长，招式认真，常常大汗淋漓，后因体力不支而放弃。此后 2 年来，入睡则出汗，虽然多方求治，收效甚微。今来我处求治。患者形体消瘦，面肤色白微红，无寒热，白天出汗少，夜间盗汗多，入睡即出汗，汗以头部为多。口微渴，食欲佳，食量大，食不为肌，口气臭秽。小便可，大便头干。舌红苔少，脉象细数。

诊断：盗汗。

辨证：气阴两虚。

治疗原则：益气养阴，兼清里热。

处方：党参 15g，麦冬 10g，五味子 3g，熟地黄 15g，怀山药 15g，山茱萸 3g，建泽泻 6g，牡丹皮 6g，茯苓 6g，地骨皮 6g，石膏粉 20g，煅牡蛎 20g，炒酸枣仁 20g。

十二月二十一日二诊：服药三剂，盗汗未作，口臭大减，效不更方，再进三剂巩固治疗。

体会：盛夏季节，过度劳累，汗出过多，气阴两伤。气虚不能摄津，阴虚内热迫津，因而自汗盗汗。久病失治，胃阴耗伤，胃阳偏胜，阳盛则内热，故消谷易饥，食不荣肌，口气臭秽。舌红少苔，脉象细数为虚热之象。

【医案 3】　田某，女，66 岁。二〇〇三年一月八日来诊。

主诉：零点以后出汗，醒后则止 3 年余。

现病史：3 年前，患者无明显诱因出现夜汗，均在下半夜。后到某院求治，医生诊断为盗汗，间断服药治疗，至今未能痊愈。患者老年女性，形体尚健，平素无寒热，白天出汗少。经常头痛头晕，天天夜半准时出汗，醒后则止，上半身无汗，下半身出汗较多。口干不欲饮，夜间口干明显，食量一般，二便常可。下肢肌肤甲错，血压 140/90mmHg，舌质暗，苔白厚，脉象涩而沉。

诊断：盗汗。

辨证：瘀血阻络。

治疗原则：活血化瘀，通络止汗。

处方：黄芪 60g，当归 10g，川芎 10g，广地龙 20g，赤芍药 12g，生地黄 15g，炒桃仁 10g，红花 10g，五灵脂 10g，炮穿山甲 10g，醋香附子 20g，桔梗 4g，怀牛膝 6g，黄柏炭 6g，炒苍术 8g，薏苡仁 30g。

一月十九日二诊：服药五剂，头痛头晕大减，夜间盗汗稍有，效不更方，再服五剂巩固治疗。

体会：老年女性，正气渐亏，温行血液功能减退，气虚血瘀，气血运行失畅。夜半时分，血液重新分配，由于津血同源，下半身脉络不畅，汗液分布不均，故盗汗出现于下半身。

三先生评：阳加于阴谓之汗。体内的阴阳失衡可以导致汗出异常，如医案 1 的阴虚，医案 2 的气阴两虚。然瘀血何以导致盗汗？瘀血阻滞，经脉不畅，局部阴阳失衡使然！

惊悸、怔忡

医案 1　张某，女，32 岁。一九八八年四月二日来诊。

主诉：2 个月前，患者劳累过度，大汗淋漓，逐渐出现心慌、心悸。后到某院就诊，医生诊断不详，给予乙胺碘呋酮（胺碘酮）、麦迪霉素等口服。初服有效，久用效果欠佳。患者形体消瘦，两颧潮红，心中烦热，自汗盗汗。气短乏力，心慌、心悸，动则加剧，静则悸缓。口舌容易生疮，食欲差，食量少，口干微渴。小便常可，大便秘结。舌红少苔，脉象代。

诊断：惊悸、怔忡。

辨证：气阴两虚。

治疗原则：益气养阴，宁心安神。

处方：党参 60g，麦冬 40g，五味子 40g，生地黄 40g，丹参 40g，远志肉 10g，玄参 15g，当归 10g，茯神 10g，云木香 3g。

四月五日二诊：服药三剂，食欲大开，余症未减，上方加黄芪 60g，煅龙骨 30g，煅牡蛎 30g。

四月十一日三诊：心悸未作，仍然乏力，呵欠频作，出汗明显减少。调整处方。

处方：党参 60g，黄芪 60g，麦冬 30g，五味子 20g，熟附子（先煎 1 小时）

10g，煅龙骨 30g，煅牡蛎 30g，玉竹 30g，当归 10g，陈皮 10g，节菖蒲 10g。

四月十七日四诊：出汗停止，心悸未作，继服三剂巩固疗效。

体会：患者过度劳累，损伤元气，气虚不能摄津而大汗淋漓，汗为心之液，心脏气阴两伤，心中空虚而悸动，心阴亏虚，虚热内生，虚火上炎则两颧潮红，口舌生疮，舌红少苔。寐则阳气入阴，营阴受蒸则外流为盗汗。

医案 2　卢某，女，62 岁，二〇〇二年五月二十三日来诊。

主诉：心慌、心悸 10 余年，加重 2 天。

现病史：10 余年前，患者因工作不顺，与单位发生争执。随后不久出现心悸，某院检查后确诊为冠心病。10 余年来反复住院数十次，病情未能有效控制，2 天前症状突然加重，今求中药治疗。患者老年女性，四肢怕冷，阵发性出汗，经常头痛头晕，疲乏无力。夜间口干，饮食欠佳，二便常可。舌质淡胖有齿痕，脉象结。血压 150/100mmHg。

诊断：惊悸、怔忡。

辨证：气虚血瘀。

治疗原则：益气活血。

处方：黄芪 15g，炒桃仁 10g，红花 10g，当归 10g，川芎 8g，熟地黄 15g，赤芍药 12g，柴胡 15g，炒枳壳 10g，怀牛膝 6g，桔梗 4g，制黄精 15g，菟丝子 20g，黄柏 8g，淫羊藿 8g，巴戟天 6g，三七 5g，建泽泻 6g，煅牡蛎 20g。

六月二十六日二诊：服药十剂，诸症悉减，效不更方再进十剂而愈。

体会：患者情志内伤，肝气失畅，气郁血行失畅。肝郁日久，横逆犯脾，脾运化水谷精微功能减退，导致后天生化乏源，气虚血亏，心神失养，故心慌、心悸。心主血脉，脉结即气结，气结则气不行，气虚则气更不行，形成不良循环，久病难愈。

医案 3　王某，女，83 岁。二〇〇五年三月十日来诊。

主诉：头晕 20 年，心悸 10 年，加重 1 周。

现病史：20 多年前，患者出现头痛、头晕，医生诊断为高血压，间断治疗时好时差。10 年前，劳动后出现心慌、心悸。1 周前，症状突然加重，急往某院求治。入院后诊断为冠心病，治疗7天，经济不支，今求中药试治。患者老年女性，不耐寒热，有汗不多。经常头痛、头晕，失眠多梦，心烦，心慌、心悸，胸闷气短，活动后加重。晨起口苦，多痰黏白。饮食一般，夜尿频，大便常可。血压190/110mmHg，下肢无浮肿。舌质嫩红，舌苔白厚。脉象代。

诊断：惊悸、怔忡。

辨证：气阴两虚，痰浊阻滞。

治疗原则：补心气，养心阴，化痰浊。

处方：党参30g，丹参30g，麦冬20g，五味子6g，柏子仁12g，全瓜蒌15g，薤白15g，远志肉10g，茯神15g，当归10g，柴胡12g，炒枳壳10g，白芍药12g，酒黄芩3g，炙甘草3g，黄酒30g。

三月二十六日二诊：服药三剂。诸症悉减，效不更方，连服十二剂告愈。

体会：该患者既有劳累性心悸，又有口苦、心烦、失眠多梦的心脏气阴两虚表现，还有短气多痰苔白腻的痰浊，更有喘息胸闷脉象代的心脉瘀阻表现。因此单一的治疗原则，很难撼动疾病的根本病因，所以多管齐下，效果可喜。

医案4 尹某，男，8岁。一九九九年十二月十二日来诊。

主诉：闻声响则心中悸动不安1个月。

现病史：1个月前，患者静心写作业，邻居家突放鞭炮，心中咯噔一下，所握之笔随之落地。1个月来，恶闻声响，恐慌至极，严重影响学习，今由家长带来求治。患者形体一般，面色微红，无寒热，易出汗。白天多困，夜间易醒，恶闻声响，善惊易恐，纳呆。小便常可，大便头干。舌质偏红，舌苔白厚。脉象细数。

诊断：惊悸。

辨证：心胆气虚。

治疗原则：益气养阴，镇惊安神。

处方：红参3g，炒酸枣仁20g，活磁石10g，朱茯神10g，陈皮10g，旱半夏6g，生山楂20g，焦山楂20g，钩藤10g，蝉蜕5g，淡竹叶6g，石膏15g，薄荷5g。

十二月十六日二诊：服药三剂，症状大减效不更方，再服三剂而愈。

体会：心主神志，胆主决断，心胆气虚，突闻炮响，心动神摇，故出现悸动不安。惊则气乱，中焦气机失畅，脾失运化，故纳呆多困。

 躁　狂

〔医案〕　王某，男，46 岁。一九九〇年二月二十一日来诊。

主诉：昼夜不眠，躁扰不安 12 年。

现病史：12 年前，患者因家庭纠纷出现躁狂，在精神病院治疗 1 年多，病情稳定。目前服药精神类药未间断，但是症状很难缓解。患者面色暗滞，躁动不安，无寒热，出汗少。头痛头晕，昼夜不眠，妄想不休。口不渴，饮食一般，二便常可。舌质暗红，边有瘀斑。脉象浮大。血压 190/110mmHg。

诊断：躁狂。

辨证：气血瘀滞。

治疗原则：活血化瘀，理气解郁。

处方：炒桃仁 10g，烫水蛭 10g，红花 12g，醋香附子 20g，醋柴胡 20g，木香 6g，赤芍药 10g，活磁石 30g，天麻 20g，白蒺藜 10g，远志肉 10g，茯神 30g，延胡索 30g，旱半夏 10g，陈皮 10g，首乌藤 60g，桑寄生 20g，丹参 30g，麦冬 15g，鸡内金 10g。

二诊：三月二十六日，服药十剂。夜间可入睡 2 小时，妄想减轻，心气稍平，效不更方，再服十剂。

三诊：五月一日，可入睡 4 小时，余症再减。索十剂巩固治疗。

体会：患者情志失调，郁怒不解，肝气失畅，因而郁结。气病及血，气郁血瘀，郁久化火，炼液成痰，气血痰火互结，上扰清窍，扰乱心神。

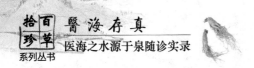
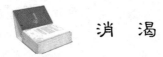

消　渴

医案1　孙某，女，73 岁。二○○九年二月五日来诊。

主诉：头痛、头晕 20 年，消谷易饥 7 年，加重 1 个月。

现病史：20 多年前，患者经常头痛、头晕，测血压偏高，间断服药治疗。7 年前，患者突然眩晕、呕吐，急到某院求治，入院后测血压 190/130mmHg，血糖 14.9mmol/L，脑血管出现 2 处缺血病灶，以及脑动脉硬化，治疗 20 多天好转。出院后，坚持服药降压零号、二甲双胍等。7 年来，消谷易饥。1 个月前，饥饿症状更加明显，测血糖 13.7mmol/L，今求中药试治。患者老年女性，形体适中，两颧暗红，怕热多汗，经常头痛头晕，失眠多梦，善忘。腰膝酸软，两耳蝉鸣。下肢沉重，行走两腿难抬。口干不渴，食量大，易饥，1 小时一顿，食后困倦。白天小便常可，夜间尿频，大便头干，踝关节以下可凹性浮肿。舌苔瘦小，舌质暗红，舌苔白厚浮黄。脉象涩。

诊断：消渴。

辨证：气阴两虚。

治疗原则：补气养阴，活血化瘀。

处方：黄芪 40g，炒白术 8g，天冬 15g，怀山药 15g，制何首乌 20g，活磁石 15g，炒桃仁 10g，红花 10g，肉苁蓉 6g，丹参 20g，赤芍药 10g，天麻 30g，怀牛膝 6g，茯苓 6g。

二诊：三月十日，服药十剂。症状明显好转，效不更方，再服十剂。

三诊：四月二十日，除头痛未减，其余症状完全消失，上方加地龙 10g，续服二十剂告愈。

体会：老年女性，肾阴亏虚，久病不愈，阴亏于下则腰膝酸软，阳浮于上，上冒巅顶则头痛、头晕，阳扰心神则失眠多梦善忘。热伤胃津则消谷易饥，怕热多汗。久病不愈，耗伤正气，气虚血行无力，气血瘀滞于下，则下肢痿软沉重。

●医案 2 高某，男，60 岁。一九九二年一月二十一日来诊。

主诉：口渴多尿 2 年余。

现病史：2 年前，患者出现口干口渴，喝水少解，饮后小便增多。曾经到多家医院就诊，多项检查未发现异常指标，间断治疗，效果一般。3 个月前，症状突然加重，今来我处求治。患者形体消瘦，不恶寒，不发热，白天自汗，夜间盗汗。疲乏无力，喜欢热饮，每天需 11 暖壶，饮水后口渴不解，随后小便数解而出，大便常可。舌质淡红，苔白厚浊。脉象虚扎。

诊断：消渴。

辨证：阴阳失调。

治疗原则：调和阴阳。

方剂：桂枝龙骨牡蛎汤。

处方：桂枝 3g，白芍药 10g，煅牡蛎 30g，煅龙骨 30g，炙甘草 6g，生姜 3 片，大枣 5 枚。

二诊：一月二十八日，服药三剂。尿次减少，口渴依然，守前法加减。

处方：桂枝 6g，白芍药 20g，煅龙骨 30g，煅牡蛎 30g，生白术 6g，砂仁（后下）3g，姜半夏 6g，节菖蒲 3g，生姜 3 片，大枣 5 枚。

三诊：二月六日，诸症悉减，浊苔退去，上方减节菖蒲，加葛根 30g，桂枝增为 8g。

四诊：二月十二日，尿减为每日 8 次，口已不渴，仍口干，但是已经不愿再喝。上方加菟丝子 20g，玉竹 20g，威灵仙 20g，山钩子 15g。

体会：老年患者，阴阳已衰，阳虚不能化阴，膀胱失固，蓄藏失守。阴虚不能敛阳，阳气因而浮越，阴阳失调。故狂喝多尿，饮一尿一，自汗盗汗。因此调整阴阳，机体阴平阳秘，精气内守，顽疾自愈。

注：①山钩子为当地的野生覆盆子；②虚扎脉乃阴血大伤，阳无所附而散于外，诸虚不充脉道。为桂枝龙骨牡蛎汤的主脉。

●医案 3 程某，男，73 岁。一九九九年十二月十三日来诊。

主诉：易饥 20 年，尿浊如膏 2 周。

现病史：26 年前，患者出现饥饿感，单位查体告知患有糖尿病，20 多年

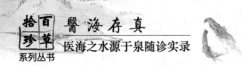
来，未间断治疗，有过消渴丸、胰岛素、二甲双胍等，后因血压高间断服用多种降压药。2周前，发现小便浑浊如膏，测血糖 11.7mmol/L。患者老年男性，头发尽脱，两耳年年冻伤，印堂妆红。形寒肢冷，手心觉热。头晕夜间失眠，白天多困，多汗，全身乏力，视物不清，耳背，口渴，饮一溲一，大便干。血压 170/100mHg。舌淡苔白，脉象虚大而数。

诊断：消渴。

辨证：阴阳两虚。

治疗原则：滋阴扶阳。

方剂：肾气丸加减。

处方：熟地黄 20g，怀山药 30g，山茱萸 6g，枸杞子 10g，天冬 10g，茯神 30g，芡实 30g，黄芪 30g，焦山楂 20g，米苍术 6g，炒枳壳 10g，熟附子 3g，肉桂 1g，灵磁石 10g，红花 10g。水煎 3 小时，蜂蜜为引，代茶饮。

另蜈蚣 30 条，焙干研粉，2 天 1 条。

上方随症加减，治疗 80 余天，结果血糖 5.4mmol/L，血压 150/80mmHg。临床告愈。

体会：患者中焦燥热，久病失治，伤阴损阳，水谷精微不能化赤，因而下注膀胱，小便浑浊如膏。

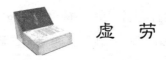

虚 劳

医案 1　李某，女，58 岁。二〇〇五年五月五日来诊。

主诉：怕冷，易感冒 31 年。

现病史：一九七四年寒冬，患者顺产一子。产后 3 天，食欲大开，适值年前大集，自认体壮，步行 10 余里，买回猪肉准备炒食。回家后，感觉鼻塞不通，未重视。满月后，经过注针，服药治疗半个月方愈。此后逢冬则感冒，春天则好转。近 10 年来，病情较为严重，感冒不分冬夏，需天天服用感冒药，间断服过中药，注射过球蛋白、白蛋白，效果平平。患者形体偏胖，面色暗红。形寒怕冷，鼻塞流清涕，白天自汗，夜间盗汗，汗后怕冷明显。经常头痛头晕，口干微渴，食欲可，食量一般。二便常可。双下肢可凹性浮肿，血压 150/100mmHg，体温 36.1℃。舌质暗淡，苔白厚。脉象细弱。

诊断：虚劳。

辨证：阳虚。

治疗原则：温阳益气，固表敛汗。

处方：制附子（先煎 2 小时）30g，红参 15g，麦冬 30g，五味子 10g，活磁石 15g，炒桃仁 10g，红花 15g，当归尾 10g，川芎 6g，熟地黄 30g，茯苓 30g，薏苡仁 30g。

二诊：五月八日，服药三剂。出汗未减，流涕依然，但是汗后怕冷明显减轻。效不更方，再进三剂。

三诊：五月十二日，白天出汗明显减少，无须再服感冒药，盗汗未减，守上方加炙鳖甲 30g。

四诊：五月十六日，自汗未作，盗汗减少，下肢行走有力，索十剂回家巩固治疗。

体会：产后阳气本伤，劳力行走，更伤阳气，阳虚感寒失治，寒邪郁伏，逢冬即发。常年服用汗剂，汗后阳气再虚，阳不摄阴，汗液妄泄，水津蒸化受阻，上涌孔窍涕出。卫阳失温则易感，阳不行水则水肿，血失阳温则血行不畅，脉失阳博则脉弱。

医案 2　王某，女，24 岁，已婚。一九八八年三月十五日来诊。

主诉：发热左胁胀痛 3 个月余。

现病史：去年十一月，患者连日喜宴不断，十四日早晨感觉发热，恶心呕吐，继之腹痛腹泻。遂到某所就诊。医生诊断用药不详，静脉滴注治疗 2 天，病情未能控制。后到某院求治，住院检查发现脾脏下垂，治疗 40 余天，效而未愈。出院后间断治疗，至今未愈。患者已婚女性，形体消瘦，面色萎黄，神疲乏力。发热时高时低，下午稍重，不恶寒，动则汗出。经常头痛头晕，左胁胀痛，食后加重。腰部左侧阵发性发热。食欲差，食量少，口燥咽干，不欲饮。

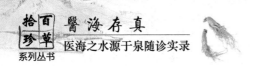

小便可，大便每日 3 次，便前腹痛，大便混有脓液液体。体温 37.2℃，血压 90/60mmHg。月经周期尚准，量多色淡，末次月经三月四日。舌质淡苔灰白。脉象弱。

诊断：虚劳。

辨证：中气下陷。

治疗原则：补气升阳，益阴化瘀。

处方：党参 50g，麦冬 30g，五味子 15g，炒葛根 30g，玉竹 35g，焦山楂 30g，生山楂 30g，牡丹皮炭 20g，红花 10g，玄参炭 15g，连翘 10g。

二诊：三月十八日，服药三剂。症状悉减，效不更方，再进三剂。

三诊：三月二十一日，诸症尽失，上方减玄参，继用三剂巩固治疗。

体会：饮食自倍，肠胃乃伤。该患者饮食不节，导致脾胃运化失常，中焦气机郁阻，郁而发热，呕吐腹泻。久病迁延，正气耗伤，虚而下陷，内脏失固，阴液失摄。血行缓慢因而瘀滞，气虚而虚阳外越，浮散于外，故久热不退，午后加重。

内伤发热

医案 董某，男，16 岁。二〇〇八年七月十八日来诊。

主诉：发热 20 余天。

现病史：20 多天前，患者突然发热头昏，某所诊断不详。给予头孢曲松钠、炎琥宁、地塞米松磷酸钠注射液静脉滴注，口服复方大青叶复方水杨酸片，肌内注射复方氨基比林 1 支，当晚大汗淋漓。治疗 1 周，仍然发热头昏，遂到某院求治。多项检查未发现明显异常，住院治疗 10 余天，病情未能有效控制，今来我处求治。患者发热，不恶寒，白天时时自汗，乏力多困。夜间盗汗，心烦，口干。食欲差食量少。小便少，大便秘，三日一行。测体温 37.4℃，舌质红少苔。脉象虚数。

诊断：内伤发热。

辨证：气阴两虚。

治疗原则：补气固摄，养阴退热。

处方：党参 50g，麦冬 30g，五味子 10g，石膏 20g，青蒿 20g，蝉蜕 6g，钩藤 20g，生山楂 30g，焦山楂 30g，茶叶 1g，冰糖 50g 为引。

二诊：七月二十日，服药两剂。汗停热退，继服两剂巩固疗效。

体会：盛夏季节，温热多见，过度发汗，气阴两伤。气虚脏腑功能减退，故神疲乏力多困，卫外不固则自汗。阴虚则内热，扰动心神则心烦。内热迫津外泄则盗汗。

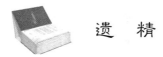

遗　精

●医案1　周某，男，27 岁。一九九〇年十二月二日来诊。

主诉：茎痒、梦交遗精 2 个月。

现病史：患者经常滥交，2 个月前出现阴痒、梦交遗精，多方治疗效果一般。患者无寒热，多汗，白天头昏没精神，遗精失眠多梦，梦中交合遗精，其精液如渣，如面条，多泡沫。阴茎内外痒，无皮疹。饮食一般，经常腹痛黏液便，便后肛门灼热，每日 2 次。小便黄少。舌红苔黄腻。脉象滑数。

诊断：遗精。

辨证：湿热下注。

治疗原则：清热化湿。

方剂：芍药汤白金丸加减。

处方一：白芍药 30g，黄连炭 10g，黄芩炭 10g，肉桂 2g，云木香 6g，焦槟榔 20g，郁金 10g，当归炭 10g，大黄炭 10g，百部 15g，苦参 3g，地肤子 30g，桃仁炭 10g，红花 10g，炮穿山甲 6g，乌梅炭 15g，车前子（包）20g，明矾 1g，研粉冲服。三剂。

处方二：百部 30g，苦参 10g，狼毒 20g，土槿皮 20g，煎洗。

二诊：十二月六日，茎痒减轻，遗精 1 次。大便泻下如油，有些乏力。原方加黄芪 30g，再服三剂。

三诊：十二月十日，便次减少，多为粪质。遗精未作，茎未痒。出汗多。原方减苦参，郁金，明矾。又服九剂。临床症状消失。

体会：患者素体湿热，久病失治，误治，导致湿热下注、内闭，扰动精室，故遗精频作。

医案 2　王某，男，24 岁。一九九二年十月十一日来诊。

主诉：梦中频繁交合精泄 7 年。

现病史：患者 14 岁开始手淫，后来逐渐出现梦交，近几年梦交频繁，多方治疗效果不著。患者形体消瘦，面白无华，怕冷自汗，冬天手足逆冷，下肢可见网状青紫。经常头痛、头晕，失眠多梦，梦中交合，频繁遗精，每周三次以上，劳累后必泄。饮食一般，二便常可。舌质淡胖，苔白厚腻。脉象沉弱。

诊断：遗精。

辨证：肾气不固。

治疗原则：补肾固精，养血安神。

处方：红参 6g，沙苑子 10g，莲须 15g，当归 10g，肉桂 2g，桑葚子 10g，炒酸枣仁 30g，生酸枣仁 30g，首乌藤 60g，朱茯神 20g，醋香附子 15g，郁金 15g。

二诊：十月十七日，服药五剂。遗精一次，睡眠好转，仍然多梦，效不更方再进五剂。

三诊：十月二十四日，遗精一次，精神好转，体力明显增加，头晕未再出现，仍然多梦，怕冷显著好转，迭进五剂。

四诊：十月三十日，梦少眠佳，交而未泄，续服五剂，巩固治疗。

体会：患者久病遗精，过于清泻，引起肝阳不足，阴寒内生，温煦失职，故面白形寒逆冷，网状青紫。肾气失固，精关失锁而频泄。另外肝血不足，魂不归舍，因此失眠多梦。情志失畅，气机郁滞，痰浊由生，上扰清窍则头痛、头晕，下扰精室则遗泄。

阳　痿

医案1　李某，男，38岁。二〇〇三年十二月十五日来诊。

主诉：临房举而不坚1年余。

现病史：患者丧妻3年，1年前再婚。突然发现房事难成，阴茎痿软，间断服药治疗，至今未见起色。今来我处求治。患者嗜好饮酒，每天500ml。身高1.66m，体重104kg，面色微红，怕热，多汗。有时头痛，睡眠良好，下肢乏力。晨勃偶见，经常遗精，服壮阳药精液滑泄，临房举而不坚，房事难成。饮食较佳，小便黄味臊，大便头干。舌质红苔黄厚。脉象滑数。血压140/90mmHg。

诊断：阳痿。

辨证：湿热下注。

治疗原则：清热利湿。

处方：龙胆草6g，栀子仁10g，黄芩10g，柴胡3g，生地黄15g，车前子（包）20g，建泽泻15g，薏苡仁60g，川萆薢20g，炒苍术10g，旱半夏10g，炒枳壳10g，炒鸡内金10g，煅龙骨0g，煅牡蛎20g，鹿角霜20g。

二诊：十二月二十二日，服药三剂。晨勃有力，效不更方再进三剂而愈。

体会：嗜酒食肥，损伤脾胃，运化失职，积滞中焦，聚湿生热，湿热下注，宗筋弛纵，因而阴茎痿软，举而不坚。

医案2　顾某，男，28岁。一九九二年三月二十三日来诊。

主诉：阳事不兴，房事过短5年。

现病史：患者年轻时经常手淫，婚后发现阳事不兴，房事过短，多方求治，效果一般。患者身高1.72m，体重90kg。怕冷喜热，白天无汗。每天零时之前不困，零时以后入睡即汗，常常睡到中午十二点。口舌感觉发热，咽部有异物感。口渴喜冷饮，食欲佳，二便常可。房事不兴，每次三五分钟，无晨勃。舌质红苔黄厚腻。脉象滑数。

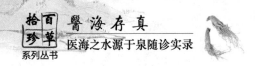
诊断：阳痿，早泄。

辨证：痰火内蕴。

治疗原则：化痰清火，解郁安神。

处方：胆南星15g，浙贝母10g，炒枳实6g，淡竹茹10g，朱茯神30g，合欢皮15g，炒酸枣仁30g，蛤蟆草20g，首乌藤60g，珍珠母30g，黄连炭10g，栀子炭10g，肉桂2g，丹参30g，郁金15g。

二诊：四月八日，服药十剂，口舌发热感明显减轻，咽部舒适，盗汗减少，阳痿依然，舌脉同前。守方再服十剂。

三诊：四月二十二日，晚十点可以入睡，早上出现晨勃，性欲转旺，索求十剂。

体会：痰湿之躯体，气机失畅，郁而化热，痰热内蕴，气机失展，扰乱阴阳。当睡无困意，当醒睡意浓，当举而不用，阳痿早泄因而难愈。阳气不展，则形寒怕冷，痰热扰窜心脾则口舌发热，痰气郁于咽喉则局部不适。

阳 强

医案1 赵某。男，22岁。一九九〇年九月十七日来诊。

主诉：午后阴茎无故长兴1个月余。

现病史：患者手淫6年，经常梦中遗精。2个月前，从药店买来硫黄些许，天天服用。1个月前，午觉醒来，阴茎突然无故勃起，3小时方痿，后天天如此，服知柏地黄汤反而加重。患者形体消瘦，面色㿠白，语言低微。怕热，有汗，多梦纷纷，经常梦遗近来较前更频。口渴喜凉饮，食欲佳。小便黄，大便干。舌质红，苔少。脉象洪大。后背起红疹，绿豆大小，中心有脓点。此起彼伏一月余。

诊断：阳强。

辨证：硫黄中毒。

治疗原则：清热解毒。

方剂：荠苨石子汤加减。

处方：荠苨 60g，石膏 60g，葛根 30g，花粉 30g，黄芩 15g，知母 15g，人参 10g，活磁石 30g，茯神 30，酸枣仁炒 30g，甘草 10g。

二诊：九月二十二日，服药三剂，勃起时间缩短，约半小时。效不更方，再服三剂告愈。

体会：青年男性，阳气本旺，误服大热壮阳子硫黄，引起下焦肝肾之火强势，因而出现阳强。

医案 2　高某，男，70 岁。一九九八年十二月六日来诊。

主诉：夜晚阴茎长兴，10 余天。

现病史：患者经常冶游，经常服用兴奋药。10 天前，夜晚出现性兴奋，一夜不痿，天亮即衰，未治疗。患者老年男性，面色童红，经常头汗，怕冷，胫骨寒。睡眠不实，多梦，头昏，白天易困。饮食一般，无夜尿，无遗精，大便可。舌质淡胖有齿痕，苔白厚润。脉象浮大虚。血压 150/100mmHg，心、肺（一）。

诊断：阳强。

辨证：格阳。

治疗原则：回阳救逆。

方剂：四逆汤加味。

处方：炙甘草 120g，黑附子 100g，干姜 100g，活磁石 30g。一剂。水煎3 小时。分 3 天凉服。

药后当晚即愈。

体会：患者老年男性，本已阴阳俱虚，复因恣意色欲，误服强阳之药，导致肝肾之阳独旺，精血无以敛阳，虚阳上浮，格阳于外，形成强中。

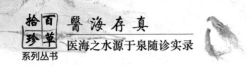
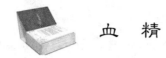

血 精

医案 李某,男,23 岁。二〇〇三年三月二十九日来诊。

主诉:房事后所射之精为纯血半月。

现病史:患者已婚半年,半月前发现所射之精为血性。急到某院求治,医生根据检查,诊断为精囊炎。给予头孢曲松钠、阿奇霉素、左氧氟沙星静脉滴注,治疗 12 天。昨晚房事后再度出现精血,今来我处,求中药试治。患者形体消瘦,面色微红,无寒热,有汗不多。烦躁,口干口苦。左侧睾丸经常胀痛,阳物易举,性欲旺盛,精液纯血性,质稠黏热,小便黄味臊,大便微干。舌质红,舌苔黄腻。脉象弦数。

诊断:血精。

辨证:湿热下注,伤及精室。

治疗原则:清热利湿,凉血止血。

方剂:龙胆泻肝汤加减。

处方:龙胆草 3g,栀子仁 10g,黄芩 10g,黄柏 10g,生地黄 15g,赤芍药 15g,小蓟 30g,泽泻 15g,车前子(包)15g,滑石 10g,柴胡 2g,焦山楂 20g。

二诊:四月二日,服药三剂。自觉良好,阳物易举之症减少,效不更方,再服六剂。

三诊:四月十日,昨行房事,纯精液,未发现血液。迭进三剂巩固疗效。

体会:肝脉络阴器,湿热之邪,蕴结肝胆,随经下注,小便黄味臊,波及阴囊则睾丸胀痛。内注精室,伤及血络,迫血妄行,形成血精。肝胆湿热上乘,熏蒸胆汁,故出现口苦烦躁面红。

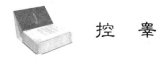

控　睾

医案　夏某，男，66 岁。一九八九年一月十四日来诊。

主诉：两睾丸肿胀疼痛 3 天。

现病史：3 天前，患者疾步远行，午后感觉睾丸胀痛，未重视，症状逐渐加重，遂来就诊。患者老年男性，形体微胖，面色萎黄，两手托睾行走。平素无寒热，自汗多，倦怠乏力，食后脘腹痞满。口干饮水不多，二便常可。两侧睾丸肿大，表皮不红不热，坠胀疼痛，托起方舒。舌淡苔薄白。脉象缓弱。

诊断：控睾。

辨证：阳气下陷。

治疗原则：升阳举陷。

处方：神阙穴艾条灸，每次 1 小时，每日 2 次，连用 3 天。

体会：老年男性，中气渐亏，疾步远行，引起气虚下陷，升提固摄器官的功能减弱。另外久行伤筋，经筋弛纵，引起睾丸坠胀疼痛。

尿　频

医案　陈某，男，66 岁。二〇〇二年十二月二十二日来诊。

主诉：夜晚尿频 30 年，冬至后加重。

现病史：30 多年前，患者出现夜尿多，冬至后加重，夏至后减轻。近年来病情逐渐加重，曾到某院就诊，医生诊断不详，服药效果不著，今求中药试治。患者老年男性，素体健康，很少生病。无寒热，出汗多。夜间入睡困难，越睡不着尿次越多，入睡后尿次减少。白天如常，阴雨天加重，冬至后加重，夏至后减轻，年年如此。饮食一般，大便常可。舌质暗红，

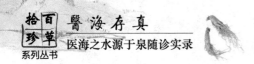

苔白厚。脉象缓。血糖 4.8mmol/L。

诊断：尿频。

辨证：风寒湿痹，膀胱失约。

治疗原则：祛风散寒，除湿通络。

处方：桑寄生 20g，威灵仙 20g，秦艽 15g，茯神 15g，炒桃仁 10g，红花 10g，醋制香附子 15g，郁金 15g，旱半夏 10g，黄连炭 4g，炒枳实 6g，明矾 1g，冲服。

二诊：十二月三十日，服药五剂。入睡迅速，尿次明显减少。效不更方再服五剂。

三诊：二〇〇三年一月六日。夜起 3 次，睡眠较佳，索服十剂巩固治疗。

体会：风寒湿邪，内侵膀胱，寒为阴邪，因而伤阳，膀胱虚寒，气化失常，膀胱失约，故夜尿多，季节性加重，阴雨天加重。

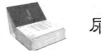

尿　浊

医案　李某，男，33 岁。二〇〇六年六月二十一日来诊。

主诉：小便浑浊，色白如泔 2 年余。

现病史：2 年前，患者发现尿液浑浊，未曾重视，病情逐渐加重，多方治疗，至今未愈。患者形体偏瘦，面色无华，无寒热，出汗少。经常头晕，神疲乏力。口干口渴，食欲尚可。小便白天次频，量少，色黄时白浊，夜间小便 2 次，盂中之尿浑浊近半。舌质淡红苔白厚。脉象虚数。

诊断：尿浊。

辨证：脾虚气陷。

治疗原则：补脾益气，清热利浊。

处方：黄芪 30g，炒白术 6g，怀山药 20g，黄柏 10g，墨旱莲 20g，女贞子 15g，川草薢 30g，菟丝子 30g，鹿角胶（烊化）12g，炒升麻 20g，丹参

30g，车前子（包）20g，建泽泻 10g，瞿麦 15g，炒枳壳 10g，炒桃仁 10g。

二诊：六月二十九日，服药六剂，症状明显好转，效不更方，再服六剂。

三诊：七月九日，服食肉类，小便可见浑浊，上方加焦山楂 20g，续服六剂。

体会：患者脾气下陷，精微物质不能化赤，下注膀胱则尿液浊白，病久生化不足，气血乏源，因而出现面白无华，神疲乏力。另外湿热之邪，浸渍下焦，熏灼阴液，下注膀胱则尿液浑浊。

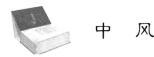

中　风

医案　邵某，男，72 岁。一九八八年三月二十二日来诊。

主诉：语言不利，左半身不遂 21 天。

现病史：患者素有高血压，病史多年，间断服药治疗。三月一日，与邻里发生纠纷，争执激烈，突然出现语涩，迅速瘫倒在地。急到某院就诊，医生诊断为脑血管意外，住院治疗半月，病情得以控制，但是症状无明显好转。出院后，请医生针灸治疗 6 天，今求中药试治。患者老年男性，形体偏胖，面色微红，流涎。语言不利，口气臭秽。怕热，有时出汗，经常头痛、头晕，烦躁易怒，睡眠质量差，梦多，口渴喜饮，食量可。大便秘结，每周一次，小便可。舌质红，苔黄厚浊。脉象结。血压 150/100mmHg。左半身不能自主活动。

诊断：中风。

辨证：痰热府实，风阳上扰。

治疗原则：化痰顺气，平肝息风。

处方：匀气散合星蒌承气汤加减。

处方：胆南星 15g，全瓜蒌 30g，厚朴 15g，沉香（后下）5g，青皮 6g，乌药 6g，大黄 15g，天麻 15g，制白僵蚕 20g，全蝎 10g，光木瓜 20g，白芷 20g，人参 3g，栀子 6g。

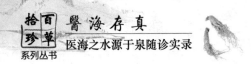

针灸：右侧运动区强刺激。每天 1 次。

二诊：三月二十五日，大便仍干，其他症状依然，依方再进三剂。

三诊：三月二十八日，语言转清，下肢可缩，大便每日 1 次，稍干。原方减大黄。三剂。

四诊：症状继续缓解，可扶床移动。迭进六剂而愈。

体会：患者素体痰热内盛，壅滞中焦，传导失司，腑气不通则便秘。怒则气上，痰随气升，上扰经络则半身不遂。

拘　挛

◉医案◉　孟某，女，72 岁。一九八七年九月二十二日来诊。

主诉：背部抽筋半年余。

现病史：今年三月，患者突然发热咳嗽，经过输液治疗 1 周痊愈，期间出现背部抽筋，服钙片初效，再服枉然，间断治疗，至今未愈。患者老年女性，面色微红，无寒热，易出汗，头常昏。饮食一般，二便常可。背部抽筋每日数次，转身时容易出现。舌质红，苔薄微黄。脉象细数。

诊断：拘挛。

辨证：阴血不足，筋脉失养。

治疗原则：养血敛阴荣筋。

处方：芍药 60g，甘草 10g。三剂。

二诊：九月二十九日，服药三剂，症状丝毫未减，切有加重趋势。何故无效，考虑再三，认为是邪郁筋络。拟祛邪通络之法治之。

处方：问荆 20g，煎服。

连服五剂获愈。

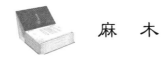

麻　木

医案1　任某，女，56 岁。二〇〇五年四月九日来诊。

主诉：右侧半身麻木 3 年，加重 3 天。

现病史：3 年前，患者感觉右侧半身麻木，遂到某院就诊，多项检查未发现明显异常，诊断结果不详。结果输液治疗 20 余天，症状好转。后决定治疗，仍有麻木感。3 天前，突然加重，今求中药试治。患者面色㿠白，无寒热，自汗多，经常头昏，欲闭目。心烦失眠，多梦易醒。胸脘满闷，善叹息。饮食一般，二便常可。带下较多，无味。舌质淡红苔薄白。脉象沉弱。

诊断：麻木。

辨证：气血虚弱，筋脉失养。

治疗原则：补气养血，荣养筋脉。

处方：党参 30g，炒白术 15g，当归 10g，川芎 10g，炒白芍药 10g，怀山药 20g，熟地黄 20g，桂圆肉 10g，醋香附子 15g，合欢皮 15g，炒酸枣仁 30g，肉远志 10g，茯神 10g，云木香 6g，炙甘草 6g。

二诊：四月十三日，服药三剂。症状稍减，再进三剂。

三诊：四月十七日，麻木未作，白昼无困意，夜眠仍差，时心烦。上方加丹参 30g，首乌藤 60g，栀子仁 6g。

体会：气虚则麻，血虚则木，气为血帅，气虚则血行乏力，病久气血失畅，筋脉失养。该患者合并有心阴不足的表现，因而并治。

医案2　陈某，男，34 岁。二〇〇三年八月七日来诊。

主诉：左上肢麻木 2 个月余。

现病史：2 个月前，患者驾车远行，途中开空调过久，左上肢近空调风口，感觉发凉。此后逐渐出现麻木，服过不少药物，效果不著。患者体格健壮，无寒热，有汗，睡眠佳。饮食一般，二便常可。舌质淡红，舌苔白腻。脉象浮缓。

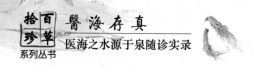

诊断：麻木。

辨证：风寒阻络。

治疗原则：疏风散寒，活血通络。

处方：老鹳草 20g，丝瓜络 15g，鸡血藤 30g，老桑枝 15g，威灵仙 10g，姜黄 10g，光木瓜 15g，䗪虫 6g，红花 10g，路路通 15g，姜半夏 10g，茯苓 20g，当归 10g，川芎 10g，生地黄 15g，炙没药（后下）6g。

二诊：九月十一日，服药十剂。麻木感消失，今索十剂巩固治疗。

体会：该患者久居空调风下，风寒之邪持续入侵，由卫表渐入经脉，客居不散。气血运行受阻，故而麻木。风寒之邪，常常与痰瘀互相胶结，因此久病难愈。

痹　症

医案 1　周某，男，17 岁。一九八九年三月十四日来诊。

主诉：两手中、环、小指内收，僵直半年。

现病史：去年四月，患者前往西部工作，天天用两手抓泥脱坯，虽然天气炎热，但是坯泥仍然刺骨，连续工作一夏，两手指再也不能伸直，视两手中指、环指、小指内收，完全僵直。主诉麻木不仁。

诊断：痹症。

痹症：寒湿著骨。

治疗原则：散寒除湿。

处方：川乌 20g，细辛 10g，白花蛇 1 条，光木瓜 100g，红花 20g，乌梅 20g。煎水泡洗。

二诊：三月二十六日，用过两剂。症状明显好转，效不更方，继续泡洗四剂而愈。

体会：患者感受寒湿数月，由于寒性收引，凝聚指关节的寒湿之邪，阻遏了正常的气血运行，筋骨血脉失于温养，因此屈而不伸，麻木不仁。

医案2 王某，女。二〇〇五年九月七日来诊。

主诉：指关节疼痛，遇寒加重5个月。

现病史：5个月前，哺乳期内，患者经常冷水中洗衣，后来逐渐感觉指关节疼痛，遇寒加重，得温好转。服过一些药物，初服有效，久用效差。患者指关节活动良好，未见肿大，无红赤。

诊断：痹症。

辨证：寒闭经脉。

治疗原则：温经散寒。

处方：川乌30g，防风50g，透骨草60g，白花蛇1条，红花30g。水煎后泡洗。

二诊：九月十九日，症状明显好转，又用两剂而愈。

体会：产后体虚，冷水久浸，寒湿入侵，留滞肌肤，血为寒凝，经脉不利，气血凝滞，不通则痛。遇热则寒散一时，气血暂时复通，故疼痛暂减。

医案3 高某，女，62岁。二〇〇三年十二月二十日来诊。

主诉：右膝关节疼痛20余年。加重10天。

现病史：20多年前，患者右膝关节疼痛，某院诊断为膝关节骨质增生，多方治疗至今未愈。患者左半身发凉，无汗，经常头痛头晕，睡眠较差，右膝关节夜间疼痛加重，白天稍好，经常痛醒，患肢经常瘙痒，无皮疹，不固定。经常牙龈出血，牙龈无红肿。口干口渴，食欲一般，二便常可。甲下有瘀斑，舌质暗红，苔少。脉象虚数。

诊断：痹症。

痹症：阴虚挟瘀。

治疗原则：滋肾养肝，逐瘀通痹。

处方：生地黄20g，桑葚子20g，葛根20g，䗪虫10g，炒桃仁10g，红花10g，当归0g，川芎10g，赤芍药12g，威灵仙10g，鸡血藤20g，首乌藤30g，炒白蒺藜10g，蝉蜕10g，独活6g，防风6g，怀牛膝10g，盐杜仲30g，炒枳壳10g。

二诊：二〇〇四年二月十九日，服药十剂。药后未见明显改善，因此未

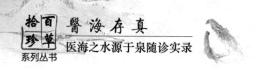
再服药治疗。近日夜间睡眠转佳,未感觉瘙痒及膝关节疼痛。再索十剂巩固治疗。

体会:患者膝关节骨质增生多年,过用辛温性燥之药,因此耗伤肝肾之阴,筋骨失养,不荣则痛。病久挟瘀,气血运行失畅瘀阻络脉,痛痒互作,夜间加重。

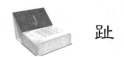

趾 痛

医案1 邵某,女,16岁。一九九八年十一月九日来诊。

主诉:两踇趾甲缘反复肿痛2年,加重10天。

现病史:2年前,患者出现踇趾甲缘肿痛,遂到某院求治,医生施以拔甲。半年以后再次发生,每年三到四次,需修甲方愈。10天前,无故疼痛,今求中药试治。患者发细萎黄,面色㿠白无华,形寒怕冷,无汗。经常头晕多梦。食欲差,食量少,不渴。二便可。月经周期40天,量少,色淡。舌质淡红,苔薄腻。脉象细弱。两踇趾甲向前生长停滞,甲缘红肿疼痛,无脓液,趾甲拒压。

诊断:嵌甲。

辨证:肝脏虚寒。

治疗原则:温肝养血。

方剂:补肝汤加味。

处方:巴戟天10g,肉苁蓉10g,制黄精20g,当归10g,川芎10g,熟地黄30g,炒白芍药15g,酸枣仁(生、熟各半)30g,枸杞子12g,光木瓜20g,阿胶(烊化)20g,旱半夏10g,陈皮10g,茯苓6g。十剂。

二诊:十一月二十二日,怕冷症状好转,趾甲压之不痛。效不更方,再五剂愈。

体会:肝主筋,其华在爪。该患者肝阳不足,虚寒内生,故面色㿠白无华,形寒怕冷。血因寒凝,无以温煦经筋,故甲向前向上生长乏力而内陷,反复不愈。

医案2 侯某,男,62岁。一九八六年七月二日来诊。

主诉：双侧足趾疼痛，季节性发作 20 余年。

现病史：幼年时期，患者经常赤脚，一九六二年盛夏出现双侧足趾疼痛，入秋逐渐好转，年年如此，多方治疗，时好似差。近日疼痛又作，特来就诊。患者中等身材，无特殊嗜好。冬天怕冷，夏天怕热，有汗不多。有时头昏，饮食一般，口干微渴，大便常可，小便微黄，味臊。局部皮肤无变化，足趾微肿，趾甲增厚，无光泽，疼痛昼轻夜重，得凉稍舒。体温 36℃，血压 120/80mmHg，血糖不高，血象检查出异常。舌红苔厚浊。脉象弦数。

诊断：季节性趾痛。

辨证：湿热血瘀，暑邪内伏。

治疗原则：清热利湿，活瘀止痛，佐以祛暑。

方剂：四妙散青蒿鳖甲汤加减。

处方一：黄柏炭 12g，炒苍术 10g，怀牛膝 6g，薏苡仁 50g，蟅虫 6g，红花 10g，青蒿（后下）10g，滑石 12g，炙鳖甲 30g，生地黄炭 15g，炒知母 10g，炒牡丹皮 10g，忍冬藤 30g，藿香 15g，山慈菇 10g，皂角刺 15g，节菖蒲 10g。水煎服，每日一剂。六剂。

处方二：制乳香 30g，制没药 30g，泽兰 30g。煎洗。加白酒 1 斤为引。

二诊：七月十日，疼痛未减。考病久难速愈，再进六剂。

三诊：七月十九日，疼痛稍减，舌苔见化，又进六剂。

四诊：七月二十八日，疼痛轻微。原方减山慈菇，六剂。

体会：患者幼年时期，经常赤足，容易感受阴暑，与体内湿热瘀血搏结郁伏，当季欲外出难出，因而发病。

 颞下颌关节脱位

〖医案〗 薛某，男，89 岁。一九八九年三月十六日邀诊。

主诉：张口、进食、吞咽困难 1 个月。

现病史：1个月前，患者打哈欠，随后出现流口水，进食困难，未曾重视。今由患者长子前来邀诊前往。患者老年男性，形体虚胖，常年卧床不起，体重100kg，说话含糊不清，口半张，流口水。主诉张口困难，进食、咀嚼、吞咽困难。经常头晕，眼花耳聋，无力。饮食量少，不渴。大便次频，不稀。小便清频。舌淡胖，苔薄白。脉象细弱。两颞下颌关节窝空虚感。

诊断：颞下颌关节脱位。

辨证：中气下陷。

治疗原则：①口内复位，固定，禁止大笑、大张口；②补气升提，补中益气汤加减。

处方：黄芪60g，炒白术15g，当归10g，陈皮10g，旱半夏12g，茯苓30g，柴胡6g，炒升麻6g，炙甘草3g。水煎服。六剂。

体会：高龄患者，脾气虚极，故头晕，无力，语涩，咀嚼困难，脾主肌肉之功能显著不足，中气下陷，升提固摄组织器官作用减弱，因而出现颞下颌关节弛纵不收。

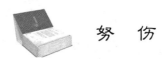

努　伤

医案　陈某，男，19岁。二○○一年十月二十二日来诊。

主诉：左下肢放射性疼痛3个月余。

现病史：3月前，患者用力抬物，持续较久，次日出现腰骶部疼痛，后到某院就诊，医生诊断不详，给予数种药片口服，至今未见明显好转。患者无寒热，有汗不多，右侧腰骶部疼痛并向右下肢后侧放射，不能久坐，不能骑车颠簸，咳嗽症状加重。腰骶部叩击痛，直腿抬高30°。舌质暗红，苔白厚。脉象缓涩。

诊断：努伤。

辨证：瘀血阻络。

治疗原则：活血化瘀，通络止痛。

处方：䗪虫 10g，苏木 10g，炙乳香（后下）10g，炙没药（后下）10g，当归 10g，丹参 30g，杜仲炭 20g，盐补骨脂 10g，怀牛膝 15g。

二诊：十月二十五日，服药三剂。感觉效果很好，效不更方，后服九剂而愈。

体会：腰为肾之腑，全身之要位，承担举重、俯仰、屈伸等要责。一旦负荷过重，容易引起局部气血运行失畅，络脉壅滞，不通则痛。

水 肿

医案　周某。女，44 岁。二〇一二年二月二十四日来诊。

主诉：面目浮肿 2 个月。

现病史：2 个月前，患者丧夫，悲伤过度，而后出现两目浮肿，未重视。病情不断加重，波及头面，服西药效果特快，停药后依然，今求中药试治。患者面色萎黄，形寒怕冷，无汗，经常头痛、头晕，睡眠可。饮食偏少，小便常可，大便溏薄。月经淋漓，半月方净。血压 150/90mmHg。舌质淡胖，苔白滑。脉象沉缓。

诊断：水肿。

辨证：脾阳不足。

治疗原则：温脾助阳，行水消肿。

处方：黑附子（先煎 2 小时）10g，生白术 10g，黄芪 30g，茯苓 30g，怀山药 20g，厚朴 10g，云木香 6g，陈皮 10g，砂仁（后下）3g，紫苏叶 6g，丹参 20g，黄柏炭 3g，白茅根 20g，活磁石 5g，干姜 1g。

二诊：三月一日，服药三剂。症状明显好转，效不更方，继服九剂告愈。

体会：患者素体脾阳不足，复因过度悲伤，耗伤正气，脾之阳气再虚，运化水湿功能失职。胞属于脾，故而先肿。阳虚则阴盛，阴盛则寒，故形寒怕冷，便溏。脾虚不能化运精微，头面失荣则萎黄。

第二篇　外科篇

外科是中医的重要分科，涉猎范围广泛。本篇记录了疮疡、皮肤疾病、乳房疾病、瘿病、肛门疾病及急腹症等内容。外科疾病虽然诊疗难度较大，但是许多疾病都有一定的规律可循。内科基础十分重要，胆大心细，不怕脏，是医生的基本素质，减少患者痛苦，防止病情危变，医生义不容辞。本篇对某些早期急腹症的诊断治疗，颇具一格，甚至可免于手术之苦，可谓效、便、快、简。

湿　疹

医案1　赵某，男，57岁。一九九〇年四月十六日来诊。

主诉：阴囊皮肤干裂疼痛1周。

现病史：患者患牛皮癣（摄领疮）40余年，半月前，口服山莨菪碱治疗，药后口渴面红。1周前，阴囊皮肤突然干裂疼痛，静脉注射青霉素等药物，效果欠佳。患者老年男性，面色红赤，全身发热感，无汗，口干口渴。小便涩，大便干燥。阴囊皮肤干裂，流出少量血液及黄色液体，疼痛重，轻痒。舌质红苔薄黄。脉象弦数。

诊断：湿疹。

辨证：肝经热盛。

治疗原则：清热凉血，利湿解毒。

处方一：龙胆草 4g，栀子仁 10g，黄柏 12g，生地黄 30g，赤芍药 10g，牡丹皮 10g，建泽泻 12g，金银花 20g，蒲公英 30g，甜地丁 30g，熟大黄 10g，蝉蜕 10g，甘草 3g。

处方二：黄连 30g，黄柏 30g，大黄 30g。煎水湿敷。

二诊：四月十九日，服药三剂。口干口渴大减，大便变软，患处渗液停止，形成干燥痂皮。上方再进两剂善后。

体会：过服温热药物，致使肝经火热剧增，挟湿窜至阴囊，局部热毒炽盛，引起阴囊皮肤开裂，渗血渗液等病变。

◉ 医案2 ◉ 黄某，男，36 岁，采煤工人。二〇〇一年七月十七日来诊。

主诉：阴囊瘙痒流滋半年，加重 2 个月。

现病史：患者长期从事井下工作，常坐潮湿木料。半年前，阴囊部出现瘙痒，起红色小疙瘩，搔抓后流水。曾用花椒煎水清洗，外涂氟轻松膏。两月前突然加重，病情部位蔓延整个阴囊、阴茎。急到某院求治，医生诊断用药不详，连续治疗 2 个月，病情未能控制，今求中药试治。患者形体矫健，极少患病，无烟酒嗜好，无冶游史。无寒热，出汗多，平时口干口苦。大便每日 3 次，溏结不爽，小便时黄味臊，其他症状不明显。检查：整个阴囊、阴茎表皮脱失，糜烂，基底鲜红，渗液较多，痒痛交作行走不便。舌质红，苔黄厚。脉象弦数。

诊断：湿疹。

辨证：内蕴湿热，外感湿毒。

治疗原则：清热利湿，凉血解毒。

处方一：龙胆草 3g，土茯苓 30g，鲜生地黄 30g，地肤子 30g，小山栀 10g，黄芩 10g，黄柏 10g，炒苍术 6g，柴胡 4g，薏苡仁 30g，建泽泻 15g，当归 6g，陈皮 6g，野丹参 30g，蒲公英 20g。三剂。

处方二：双氧水（过氧化氢）消毒，次用生理盐水洗净，晾干后涂生肌玉红油。

二诊：七月二十日，瘙痒大减，渗液停止，大面积结痂，大便顺畅，小便晨起稍有味。

处方一：龙胆草3g，土茯苓30g，鲜生地黄30g，地肤子20g，小山栀10g，黄芩10g，黄柏10g，炒苍术6g，柴胡4g，建泽泻15g，当归6g，野丹参20g，蒲公英20g。三剂。

处方二：同前，外用。

三诊：七月二十三日，瘙痒停作，厚痂未脱，舌质红苔薄黄。脉象仍数。

处方：萹蓄10g，土茯苓30g，鲜生地黄30g，地肤子20g，小山栀10g，黄柏10g，柴胡4g，当归6g，建泽泻10g，野丹参20g。三剂。

体会：患者素体湿热，复因工作环境，久坐潮湿木料，招致外湿挟风毒侵入，内外合邪，搏结于阴器，熏蒸于肌肤而发病。

医案3　冯某，男，68岁。二〇〇七年二月十一日来诊。

主诉：躯干部起皮疹2年。

现病史：2年前，患者前腹、后背起少量皮疹，病因不详。间断中西医治疗，至今未愈。患者体格尚健，有酒肉嗜好。无寒热，有汗不多，口苦纳差，二便常可。皮疹多见于躯干，疹色暗红，密布，大小不一，体表皮肤粗糙，表面有结痂及色素沉着。皮疹瘙痒，昼夜不休，夜晚更甚，难以入睡，十分痛苦。舌质红苔右边黄厚。脉象弦数。

诊断：湿疹。

辨证：湿热内蕴，风邪郁肤。

治疗原则：清热燥湿，祛风止痒。

处方：苦参10g，炒苍术10g，白鲜皮15g，地肤子30g，荆芥10g，防风10g，石膏30g，小山栀10g，肉知母10g，鲜生地黄15g，当归10g，赤芍药15g，紫草12g，建泽泻10g，丹参30g。

二诊：二月十四日，服药三剂，口苦大减，夜间瘙痒稍减轻，舌脉同前，五剂。

三诊：二月二十日，口苦未作，瘙痒大减，厚苔渐化。原方减鲜生地黄、肉知母，再进六剂。

体会：老年男性，嗜好醇酒厚味，酿湿生热，盛于肝胆，与外感风邪相搏，内不能疏泄，外不能透表，郁于肌腠，发疹瘙痒。

医案4　李某，女，18岁。二〇〇六年九月二十二日来诊。

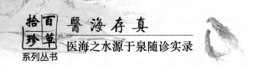

主诉：面部起红斑渗液瘙痒 3 个月。

现病史：3 个月前，患者面部出现红斑，瘙痒。后到某所就诊，医生诊断用药不详，治疗 10 余天，效果欠佳。3 个月来，多方求治，内服外用，至今未愈。患者青年女性，发病原因不详，平素不喜热，多汗。烦躁口微渴，饮食一般，小便黄，大便不爽。舌质红苔黄厚腻。脉象濡数。面部皮损对称，红斑圆形，如同古钱币，斑上有水疱丛集，瘙痒，搔抓后局部渗液，糜烂。

诊断：湿疹。

辨证：湿热型。

治疗原则：清热利湿，祛风止痒。

处方：苦参 10g，薏苡仁 40g，荆芥 6g，防风 6g，石膏 20g，生地黄 15g，牡丹皮 15g，紫草 10g，炒苍术 6g，金银花 12g，蝉蜕 10g，丹参 20g，甜地丁 20g。

二诊：九月二十六日，服药三剂，瘙痒大减，渗液停止，皮损结痂，红斑未消，原方加玄参 10g。三剂。

三诊：九月三十日，痂皮部分脱落，红斑消退，苔转薄黄，脉象仍数。拟凉血退热之法治之。

处方：生地黄 15g，玄参 10g，牡丹皮 10g，小山栀 6g，赤芍药 12g，蒲公英 20g，薏苡仁 30g。

体会：该患者病因不详，依大便不爽，舌质红苔黄厚腻，脉象濡数为切入点。考虑为湿热内蕴挟风，外越肌肤所致。

医案5 蔡某，男，17 岁。二〇〇六年十月十日来诊。

主诉：右下肢起皮损 2 个月。

现病史：两月前，患者右下肢起皮疹，某院诊断不详，给予皮炎宁酊外用，病情有增无减，今来我处求治。患者无寒热，出汗不多，饮食一般，小便常可，大便微干。右下肢胫骨前，可见皮损多处，瘙痒剧烈，古钱币状，鲜红色，外周隆起，边缘清晰，表面有小水疱，该水疱搔抓破裂后出现糜烂、渗液。因使用皮炎宁酊外涂的皮损，蔓延扩大严重。舌质淡红，舌苔白厚。脉象缓。

诊断：湿疹。

辨证：湿热内盛，外感热毒。

治疗原则：清热解毒，利湿止痒。

处方一：金银花 15g，蒲公英 15g，甜地丁 15g，生地黄 15g，黄柏 12g，炒苍术 12g，建泽泻 12g，薏苡仁 40g，地肤子 20g，白鲜皮 10g。水煎服。三剂。

处方二：黄柏 30g，苦参 30g，红伤力 30g，煎水湿敷。

二诊：十月十四日，服药三剂，诸症大减，渗液停止，大部分已经结痂，仍瘙痒。上方加防风 6g，土茯苓 20g。

三诊：十月十八日，夜间瘙痒未作，白天明显减轻，再服三剂，巩固治疗。

体会：古钱币状湿疹，也是湿疹的一种形式。患者湿热内盛，外用烈性药物，引起病灶染毒，风湿热毒，充斥肌肤，血行失畅，发于肌表。

◉ 医案 6　　陈某，男，50 岁。二〇〇七年十一月十七日来诊。

主诉：全身起红疹瘙痒半月。

现病史：半月前，患者浴后感觉后项部瘙痒，数日过后延及后背，渐及全身。曾到某院就诊，医生诊断不详，内服外用，至今未愈。患者无寒热，汗出不多。口干口渴多饮，小便常可，大便微干。红疹遍布全身，比较稠密，有抓痕，部分出现结痂，瘙痒剧烈，夜间更甚，心烦难以安睡，痒处每每抓破流出鲜血方舒。舌质红苔薄黄。脉象浮数。

诊断：湿疹。

辨证：血热风盛。

治疗原则：清热凉血，疏风止痒。

处方：生地黄 15g，石膏 20g，荆芥 10g，防风 10g，蝉蜕 10g，柽柳 10g，炒牛蒡子 10g，地肤子 30g，白鲜皮 15g，牡丹皮 10g，紫草 8g，川芎 6g，丹参 20g。

二诊：十一月二十一日，服药三剂，红疹渐退，瘙痒未作，夜眠得安，再进三剂，巩固疗效。

体会：患者浴后腠理疏松，毛窍大开，风湿热邪乘虚而入，互相搏结，郁于肌肤，血行失畅，营卫失和，疹发肌肤。由于风热甚于湿邪，故红疹常常被搔抓出血，血出风热稍泄，故而一时舒适。

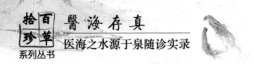

荨麻疹

医案 1 孟某，男，60 岁。二〇〇七年六月六日来诊。

主诉：全身泛发风团 1 年余。

现病史：二〇〇六年，麦收前，患者突然全身瘙痒，搔抓后起较多风团，用白酒擦洗后，良久方退。次日再发，某院诊断为急性荨麻疹，给予静脉滴注、口服药片，治疗 1 周症状好转，但是停药后仍然发生。1 个月前，席间食用鱼虾，当夜风团骤起，再用前药，效果不著。患者无寒热，出汗少，饮食一般，二便常可。检查：风团遍布全身，红白相间，大小不等，头皮最稠密，瘙痒，昼轻夜剧，经常抓破流出血液，影响睡眠。舌质淡红，苔薄黄。脉象浮缓。

诊断：荨麻疹。

辨证：风郁肌肤。

治疗原则：疏风散热，除湿止痒。

处方：荆芥 12g，防风 12g，苦参 10g，炒苍术 10g，蝉蜕 12g，白鲜皮 15g，地肤子 30g，炒牛蒡子 10g，石膏 20g，川木通 3g，何首乌 20g，当归 15g，川芎 10g，赤芍药 12g，丹参 30g。

二诊：六月十日，服药三剂，症状未减，并出现腹泻。原方减当归、何首乌、牛蒡子。三剂。

三诊：六月十四日，腹泻未作，风团未起，瘙痒大减，但是仍影响睡眠，再加合欢皮 15g，首乌藤 40g。

四诊：六月十八日，仅夜间头皮轻痒，不影响睡眠。索服三剂善后。

体会：该患者以风邪偏盛为主，与体内湿热合邪，诸邪搏结，郁于肌肤，内不能疏泄，外不能透发，故经久难愈。

医案 2 张某，男，51 岁。二〇〇三年七月六日来诊。

主诉：身起风团半年。

现病史：患者素体健康，极少生病，半年前突然起风团，病因不详。某所医生诊断为荨麻疹，给予静脉滴注葡萄糖酸钙、维生素 C、地塞米松等有效，停药后再起。半年来间断治疗，至今未愈。患者每天早晨三点半左右开始觉热，继之起风团瘙痒，腰腹背多于四肢，十点以后减轻，渐退，风团较大色红，多位于抓痕处，呈暗红色。易出汗。口干微渴，二便常可。舌质淡红苔白厚。脉象弦。

诊断：荨麻疹。

辨证：风盛挟湿。

治疗原则：祛风止痒，佐以利湿。

处方：荆芥 10g，地肤子 30g，金银花 15g，连翘 10g，蝉蜕 10g，薏苡仁 50g，紫草 2g，白鲜皮 15g，生地黄 15g，赤芍药 15g，半夏 15g，茯苓 30g，陈皮 10g。

二诊：七月九日，服药三剂，风团未起，效不更方，再进三剂，巩固治疗。

体会：患者素体湿热，蕴积脾胃，遇风外发，故团块较大色红。脉弦，抓痕暗红，乃机体气血失和之表象。

医案 3　魏某，女，32 岁。一九八九年十一月二十八日来诊。

主诉：身起风团 4 个月。

现病史：4 个月前，患者食大虾数只，2 小时后出现皮肤瘙痒，搔抓后起风团。某所医生诊断为荨麻疹，经过抗过敏治疗好转，但是停药后症状再次发生，间断治疗，至今未愈。患者形体消瘦，经常头痛、头晕，两颧潮红，痒疹以早晨为重，全身泛发，犹如地图一般，灼热。并伴有腹痛，小便黄，便秘。舌质红苔黄厚燥。脉象浮数。

诊断：荨麻疹。

辨证：风热挟湿。

治疗原则：疏风散热，养阴利湿。

处方：金银花 10g，连翘 10g，黄芩 10g，石膏 30g，苦参 6g，当归 10g，生地黄 30g，滑石 10g，威灵仙 10g，防风 6g。

二诊：十一月三十日，服药两剂，症状大减，效不更方，再进三剂，巩固疗效。

体会：患者素体阴虚，禀赋不耐，摄入发物大虾，由于发物具有敛毒传

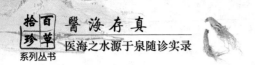
毒作用，导致脾胃运化失常，湿热内蕴，气机不畅，因而腹痛。毒邪外发肌肤，故风团大片如地图。

接触性皮炎

医案 岳某，女，42 岁。二〇〇二年二月二十六日来诊。

主诉：头部双手躯干起皮疹月余。

现病史：1 个月前，患者染发，隔日头皮起皮疹，未曾重视。继之两手出现皮疹，某所医生给予抗过敏治疗，效果不著。20 多天前，患者洗浴后皮疹蔓延躯干，查过敏原对白菜、大米、花粉等敏感。患者无寒热，多汗，皮疹以躯干部多发，有灼热感，夜间最重。阴道瘙痒难忍，严重影响工作。口干口渴，饮食一般，二便常可。检查：头皮、双手、躯干部有较多丘性红疹，暗红色，抓后血痂未脱，部分渗液。舌质红苔黄厚。脉象滑数。

诊断：接触性皮炎。

辨证：湿热风盛。

治疗原则：清热利湿，疏风止痒。

处方：地肤子 30g，苦参 6g，黄柏 12g，生地黄 20g，赤芍药 15g，炒桃仁 10g，红花 10g，蝉蜕 10g，牡丹皮 15g，金银花 15g，当归 10g。

二诊：二月二十八日，服药两剂，未见动静。拟以宣散透疹之法试治。

处方：荆芥 10g，防风 10g，桎柳 10g，紫草 10g，金银花 15g，白鲜皮 15g，地肤子 30g，生地黄 30g，甜地丁 20g，丹参 30g，蝉蜕 10g，焦山楂 20g。

三诊：三月二日，病愈大半，二诊方连服四剂，获愈。

体会：患者先天禀赋不耐，突然接触化学染发之剂，毒气透入肌肤，引发皮疹。不良烫洗，毒气蔓延。根据皮疹灼热瘙痒，舌质红黄厚脉象滑数。考虑为风湿热合邪为患。

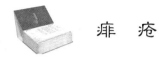

痱　疮

医案 王某，女，52 岁。二〇〇八年七月十五日来诊。

主诉：届暑全身发丘疹 20 余年，逐年加重。

现病史：20 多年前，盛夏季节，患者头面部突发粟米大小红疹，天气转凉后自行消退。20 多年来，入暑必发，病情逐年加重，虽经多家医院治疗，始终未能根治。10 天前，小暑刚进，红疹迅速发生，红疹遍布腘窝以上区域，小如绿豆，大如黄豆，极其稠密，项部密集成片，疹色暗红，周缘红赤，质地坚硬，无脓液。进食辛辣鱼腥等发物病情加重，平素不痛不痒，仅于天气炎热时，红疹如炸豆样疼痛，甚者红疹顶部出现针头大小脓点，搔抓后常常继发感染，引起发热。患者饮食一般，二便常可。舌质红苔黄厚。脉象沉缓。

诊断：痱疮。

辨证：伏暑新感，蕴结肌肤。

治疗原则：清暑化湿，散结消疮。

处方：青蒿 10g，藿香 10g，佩兰 10g，金银花 10g，连翘 6g，问荆 20g，板蓝根 20g，蒲公英 20g，甜地丁 20g，薏苡仁 30g，滑石 10g，焦山楂 20g，海浮石 20g，海蛤粉 20g，炙鳖甲 30g，炒桃仁 10g，红花 10g，黄连炭 6g，节菖蒲 6g，甘草 3g。

二诊：七月十九日，服药四剂，散在痱疮消退近半，密集处痱疮变软，周缘红晕回缩，效不更方，再进四剂。

三诊：七月二十三日，痱疮大部分消退并脱屑，留有色素沉着。仅有项后部、胸、右肩三处尚未退尽。上方减海浮石、鳖甲、海蛤粉，加太子参 6g。续服八剂告愈。

体会：盛夏季节，暑湿最盛，内外环境炽热，汗后感湿，汗出不畅，暑湿之邪，留聚肌腠，营卫失和，外发红疹。由于久病失治，肺失输布，聚湿成痰，进一步阻碍气血运行，诸邪缠聚，伏于肌腠，遇暑诱发。

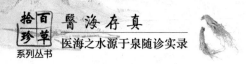
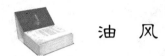

油 风

医案 某男，22 岁。十二月十五日来诊。

主诉：左侧顶后部头发片状脱落 5 年余。

现病史：5 年前，其同学发现顶部头发脱落，指甲大小，后逐渐扩大。内服补肝肾，益精血之剂不计其数，病情反有增无减。患者青年男性，面色油亮。无寒热，自汗多，睡眠差，饮食一般。经常腹痛腹泻，大便每日 3 次，黏滞不爽，小便黄味臊。舌红苔黄厚浊。脉象濡数。检查患处位于顶后，圆形，直径 6cm 大小，皮肤光亮，轻痒。

诊断：油风。

辨证：湿热内盛，瘀血阻滞。

治疗原则：清利湿热，化瘀行滞。

方剂：芍药汤加减。

处方：白芍药 30g，黄芩炭 10g，黄连炭 10g，桃仁炭 10g，红花 10g，醋五灵脂 10g，当归炭 10g，木香 6g，焦槟榔 10g，大黄炭 10g，干姜 3g，肉桂 3g，甘草 3g。

梅花针叩患处。

二诊：十二月十九日，服药三剂，大便泻下极多，油脂样，较顺。腹痛明显减轻，原方加茯苓 20g。

三诊：十二月二十四日，便次减少，粪质多，微感乏力，减大黄、槟榔。

四诊：十二月二十九日，大便每天 1 次，成形，浊苔已化。方中加酸枣仁 40g，白鲜皮 15g。十剂。

体会：患者胃肠湿热，上熏头面，故面色油亮，湿热留滞，气机失畅，因而腹痛腹泻，大便不爽。久病不解，气滞血瘀，阻塞经络。发失所养。因而脱落。

单纯糠疹

◈医案◈　刘某，男，12岁。四月二十五日来诊。

主诉：面部起白斑瘙痒，脱屑10余年。

现病史：患者1岁时，面部初起白斑，多家医院诊断为蛔虫斑。虽然每年都服驱虫药，但是白斑至今未退，今求中医治疗。患者寒热不耐，多汗，脐周经常疼痛，食量大，口渴多饮多尿，遗尿。大便秘，两天一次。舌质淡红，苔白厚。脉象数。面部白斑较多，常年不退，春秋天加重，白斑圆形，也有椭圆形，不规则形，但是边缘清晰，微痒，早上可揩下糠麸状细小白屑。

诊断：单纯糠疹。

辨证：虫积伤脾，肌肤失养。

治疗原则：驱虫健脾，养血荣肤。

处方：乌梅15g，胡黄连6g，黑附子（先煎2小时）6g，红参3g，炒白术3g，当归6g，茯苓10g，干姜1g，川椒3g，酒大黄10g。

二诊：五月六日，服药六剂，腹痛未作，口渴大减，遗尿偶有，大便仍干。效不更方，再进六剂。

患者未再来。近日患者因遗尿又作，前来治疗。面部白斑全退。

体会：脾虚生虫，虫反过来又能伤脾，脾胃受损，运化功能失调，肌肤失养，气血不能上荣头面，形成白斑。

疥　疮

◈医案◈　王某，男，36岁。一九八八年三月七日来诊。

主诉：两手指缝及腰腹部起水疱，瘙痒3个月。

现病史：3个月前，患者与同乡看管仓库，铺以较厚的麦草，和衣而卧。大约1周，指缝内起红色丘疹，瘙痒，二人同患。病情不断发展，后到某所就诊，医生诊断为疥疮，给予硫软膏外用，效果尚可。但是间断治疗，至今未愈。检查：患者指缝、腋窝、腰部、腹股沟散布红色丘疹，粟粒大小，水疱位于丘疹中间，针头大小，搔抓后表皮破溃，渗液，皮疹较为对称，皮肤部分有结痂，以及愈后出现色素沉着，每到夜晚瘙痒最甚，影响睡眠。患者嗜好烟酒，心烦易怒，口干口苦，小便黄味臊，大便黏滞。舌质红苔黄厚。脉象弦数。

诊断：疥疮。

辨证：湿热内蕴，虫蚀肌肤。

治疗原则：清热利湿，杀虫止痒。

处方一：龙胆草3g，酒黄芩10g，酒山栀10g，苦参10g，百部10g，川木通3g，车前子（包）15g，建泽泻12g，薏苡仁30g，蒲公英20g，甜地丁20g，白鲜皮15g，地肤子30g，丹参30g。

处方二：20%硫软膏，25%大风子酊，两药交互涂搽，搽后时用力搓，以皮肤感觉出火为宜，或者用火烤也可。

注意：清除麦草，勤换衣，勤洗浴。

二诊：三月十日，服药三剂。夜痒轻作，不需搔抓，睡眠转安，未发现新生皮疹。效不更方，再用三剂。

体会：疥疮病因清楚，公认为是疥虫。根据疥虫遇热活跃的生活特性，涂药后搓烤，此为杀虫增强技。

歌曰：疥是一条龙，先从手缝行，腰里缠三圈，股内扎老营，红疹小水疱，夜晚痒盛行，二五硫与风，搓热或火刑。

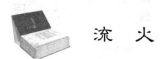

流　火

医案　杜某，男，33岁。二〇〇八年五月八日来诊。

主诉：左外踝上方起红斑，灼热胀痛 3 天。

现病史：3 天前，患者工作期间，感觉左外踝上方作痒，搔抓后出现红肿，某所给予罗红霉素，外用绿药膏。今日感觉症状剧，特来就诊。患者无寒热，易出汗，左下肢外踝上方灼热胀痛，皮肤红斑如掌大，高肿光亮，边缘清晰，按压后呈现白色压痕迅速转为红赤，肿块质中等硬度。舌质红苔黄厚。脉象数。

诊断：流火。

辨证：火毒夹湿。

治疗原则：清热解毒，利湿消肿。

处方：蒲公英 30g，甜地丁 30g，黄柏 12g，苍术 10g，金银花 10g，赤芍药 15g，牡丹皮 10g，车前子（包）20g，川萆薢 30g，滑石 10g，怀牛膝 6g，甘草 3g。

二诊：五月十一日，服药三剂。肿痛之症大减，肿块明显缩小变薄，红斑仍在，效不更方，再进三剂。

体会：由于患者搔抓，局部肌肤受损，火热之毒乘虚而入，与体内湿热合邪，淤阻络脉而发病。

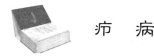

疖　病

医案　王某，男，46 岁。一九八八年三月二十四日初诊。

主诉：遍身起小疮 30 多年，加重 2 个月。

现病史：患者幼年遗尿，天明方知，8 岁臀部起小疮，12 岁到医院求治，医生诊断为疖病，治疗效果欠佳。工作以后，嗜好醇酒厚味，席地打牌，病情进一步蔓延至全身。2 个月前，过食海味，一发不可收拾，内服、静滴、外用，症状未能缓解。患者平素头昏头沉，寒热不耐，多汗口干，口舌易起疮，腹部疼痛，大便溏结不爽，混有黏液、脂膜、泡沫。小便赭红色，味臊。舌质淡胖有齿痕，舌尖红点。脉象沉缓。检查全身遍布圆形结节，小者如豆，大如拇指

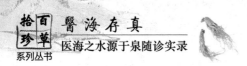

大小，红肿疼痛，不易溃脓，常需掐破，挤出脓栓，收口渐愈，此起彼伏，不分冬夏。

诊断：疖病。

辨证：湿郁化热。

治疗原则：清热祛湿，化瘀解毒。

方剂：芍药汤加减。

处方：白芍药 20g，当归 10g，黄连炭 10g，黄芩炭 10g，黄柏炭 10g，栀子炭 10g，桃仁炭 10g，大黄炭 10g，红花 10g，木香 10g，焦槟榔 15g，肉桂 3g，皂角刺 10g，滑石 10g。

外用：狼毒适量放入白酒内，用液涂。

二诊：三月二十七日，泻下较多，感觉舒服。原方再服三剂。

三诊：四月二日，疖疮未有新生，原有渐消。小便黄色，效不更方，继服六剂。

一九九九年遇之，疖病再无发生。

体会：患者幼年时期，久卧湿褥，外湿入侵，臀部肌肤气血失畅，血腐肉败成脓，形成疖病。

手足疔疮

医案 1 田某，女，36 岁。五月五日来诊。

主诉：右拇指肿痛 3 个月余。

现病史：春节前，患者打扫庭院，期间感觉右手拇指疼痛，未重视。数日后，出现肿痛并迅速发展加重，某所诊断不详，给予头孢类抗生素静脉滴注，外用莫匹罗星（百多邦），1 周后好转。停药后不久，症状再次出现，X 线片未发现骨质异常。病情反反复复，虽经多方治疗，但至今未愈。患者无寒热，有汗不多，全身未感觉明显不适，饮食一般，二便常可。舌质淡红，苔薄白，脉象缓。检查可见右拇指肿胀，指腹桡侧皮下有豆大白色脓疱，周缘紫暗。

触之疼痛加重，表面无创口，肉眼未见明显异物。

诊断：手足疔疮。

辨证：异物毒蚀。

治疗原则：清除异物，祛腐生肌。

治疗方法：①常规消毒；②乌头酊局麻；③剪开表皮，清除皮下异物及腐败组织；④玉红膏涂创口，包扎，每日 1 换。

二诊：五月六日，创口渐平，局部换药。

三诊：五月七日，创口见平，局部换药告愈。

体会：随着工业快速发展，许多具有纤维样物质，可轻易刺入肌肤，由于过细，肉眼甚至 X 线也难发现。由于异物挟毒入内，毒蚀周围肌肤，影响局部气血运行，壅遏，腐败，成脓。其特点是病变具有局限性。

医案 2　郝某，男，23 岁。一九八八年五月六日来诊。

主诉：左手示指肿痛 5 天，发热 3 天。

现病史：5 天前，患者与小狗嬉戏，不慎被狗牙划伤，未重视。次日示指出现肿痛，某所给予狂犬疫苗接种，肌内注射青霉素，口服牛黄解毒片。前天出现发热，症状逐渐加重。今天前往某院求治，血液化验报告，白细胞偏高，中性粒细胞偏高，医生建议住院治疗，患者婉拒，特求中医试治。患者青年男性，面色略红，发热微恶寒，无汗头痛。口渴多饮，有口气，尿少便秘。舌质红苔黄厚燥。脉象弦数。左手示指剧痛，第二节有伤口一处，色暗，周围红肿，波及整个示指，拒触。体温 38.5℃。

诊断：手足疔疮。

辨证：热毒蕴滞。

治疗原则：清热解毒，凉血泄热。

处方一：蒲公英 30g，甜地丁 30g，忍冬藤 30g，野菊花 10g，草河车 10g，黄芩 10g，赤芍药 15g，牡丹皮 12g，红伤力 20g，甘草 3g，两剂水煎服。

处方二：狗猫灵鲜草适量，明矾适量。捣烂外敷。

二诊，五月八日，发热顿挫，肿痛大减未尽。选进两剂善后。

体会：兽齿划伤，局部染毒，阻于皮肉之间，经络气血失畅，毒蚀而发。

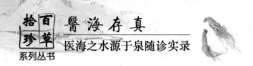
另外部分邪毒内传经络，正邪抗争，出现寒热症状。

注：红伤力，也叫红伤陆，当地草药，根紫红色，药农有售，形似土大黄，作用相近；狗猫灵草，当地草药，属于杂草类，两种草药对兽类咬伤效果理想。

 痈

医案 1 华某，男，13 岁。一九八六年四月二十二日二十点来诊。

主诉：发热，右股内侧疼痛 2 小时。

现病史：患者骑自行车远行，出汗较多，忍饥忍渴，过度疲劳。2 小时前，感觉发热，头痛身痛，乏力口渴，饥不欲食。出汗少，尿少，无便意。检查发现：右侧腹股沟淋巴结肿大如鸡蛋大小，皮肤微红，触痛。体温 39.3℃，舌质红，苔少乏津。脉象细数。

诊断：骑马痈。

辨证：阴虚血瘀。

治疗原则：滋阴清热，散瘀消肿。

处方一：开水 1000ml，白糖 50g，食盐 9g。冲服。

处方二：橘子罐头 1 瓶，任食。

处方三：山铁石 2 块，对磨热敷。

次日肿消热退。

体会：患者年少，过度劳累，汗流过多，阴液大亏，导致血液黏稠，血行失畅，阻于疲劳之股内，筋脉失展，因而结聚成痈。

注：处方一为口服补液盐的主要成分；处方二，橘子有效地补充钾盐；处方三，山铁石热敷可有效缓解局部症状，其他青石石块、热毛巾等也有相似效果。

医案 2 赵某，男，36 岁。一九九三年六月二十二日来诊。

主诉：左侧睾丸反复肿痛 40 余天。

现病史：患者经常酗酒，1个月前，醉行房事，包皮系带意外断裂，未曾重视。数日后，左侧睾丸红肿热痛，卫生室给予青霉素静脉滴注，同时给予多种药品口服，外用硫酸镁湿敷。治疗1周症状缓解，但是停药2天，病情再次发生，如此反复，至今未愈。患者面红，觉热，多汗。经常口干口渴，小便晨起赭红，味臊，大便不爽。检查可见左侧睾丸暗红，肿大如胡桃，触痛较重，妨碍行走。睾丸上端有粟粒大小脓点多个。舌质暗红，苔黄厚腻。脉象弦数。

诊断：子痈。

辨证：湿热内盛，下注肝经。

治疗原则：清利肝经湿热。

处方一：萹蓄15g，栀子仁10g，黄芩10g，泽泻12g，车前子（包）15g，炒桃仁10g，赤芍药12g，当归6g，甜地丁20g，皂角刺10g。水煎服。

处方二：外用如意金黄膏，每日1换。

二诊：七月二日，脓栓松动，肿痛消失，其他症状缓解，中药停服。后经祛腐，敛湿，收口。于七月二十六日痊愈。

体会：患者醉行房事，损伤包皮系带，局部染毒，气血失畅，血腐肉败成痈。另外，患者素体湿热，湿热之邪下注肝经，蕴结肾子，热盛肉腐成脓。进一步加重病情。

【医案3】 邵某，男，42岁。一九九二年七月十六日来诊。

主诉：右后臂肿赤热痛4天，季节性发生4年。

现病史：一九八九年夏，患者右前臂生疮，静脉滴注先锋类抗生素，外用鱼石脂治疗1周痊愈。该疮逢夏必发，病位逐步上移，4天前再次发生，患者恐惧，今求中药治疗。发热不恶寒，多汗，头微痛，全身酸软无力。口渴多饮，尿少色黄，大便可。舌质红苔黄厚腻，脉象濡数。体温37.8℃，三角肌处红肿灼热疼痛，直径6cm大小，拒触。活动后加剧。

诊断：痈。

辨证：热毒蕴结。

治疗原则：清热解毒，活血消肿。

处方一：金银花 30g，连翘 10g，拳参 15g，赤芍药 15g，牡丹皮 12g，青蒿 15g，制鳖甲 30g，甜地丁 30g，白芷 6g，防风 6g，浙贝母 10g，当归 5g，制乳香 3g，制没药 3g，甘草 3g。水煎服。

处方二：外用尖椒适量，炒焦，捣粉，麻油调厚敷，包扎。

二诊：七月十八日，热退肿减，效不更方，再用 2 天。

10 年后遇之，该疮愈后再无发生。

体会：该痈与正常痈疮类同，但是患者内有伏暑深潜。必须合治，方能断其诱因。

足发背

【医案 1】 林某，男，19 岁。一九九〇年七月十一日来诊。

主诉：右足背肿痛伴发热 4 天。

现病史：4 天前，患者装鲜鱼，不慎被一条 10kg 左右活鱼砸伤右足，当时未重视。2 小时后出现肿痛，晚上用活血木煎水烫洗，是夜出现发热。次日某所给予青霉素等静脉滴注，口服三七伤药，外用栀子粉调敷。病情逐渐加重，今求中药试治。患者青年男性，形体一般，面红，自诉发热微恶寒，有汗不多，身痛乏力，饮食量减，口渴多饮。小便黄少，大便可。舌质红，苔黄厚燥。脉象洪数。患足瘀黑且红，整个足背肿胀，拒按，鸡啄样疼痛，行走困难。体温 37.9℃。

诊断：足发背。

辨证：瘀毒阻滞。

治疗原则：清热解毒，活血消肿。

方剂：仙方活命饮加减。

处方一：金银花 15g，赤芍药 20g，防风 3g，白芷 6g，当归 6g，陈皮 6g，炒桃仁 10g，红花 10g，炮穿山甲 6g，麦冬 10g。

处方二：外用如意金黄膏。

二诊：七月十三日，病情未能控制，较前为重，右足背中心可见皮下白色腐败组织，按之有波动感。考虑脓成未溃，给予托毒排脓之法。

处方一：黄芪20g，炮穿山甲10g，皂角刺10g，白芷20g，当归10g，蒲公英30g，甜地丁30g，独活3g。

处方二：外用冲和膏。

次日，脓溃，热退。清理腐败组织，偶见较粗的鱼鳍刺2根，原来是异物刺伤。检查粗心，失误。后用玉红膏2周告愈。

医案2　某男，54岁。二〇一五年二月二十日来诊。

主诉：右足背红肿热痛5天。

现病史：5天前，右足痒痛，几经搔抓，出现破溃。次日患足出现红肿，未重视。病情迅速加重，十九日恰逢春节，患者用缝衣针猛刺患足，寻求放血疗法。当晚出现寒战发热，今早前来就诊。患者体格健壮，面色通红，发热微恶寒，无汗头痛，全身乏力，足不能任地。口渴多饮，厌食。小便黄少味腥，大便秘结。测体温38.8℃，舌质红苔黄燥。脉象浮数有力。检查发现整个右足背红肿，灼热，光亮，坚硬。

诊断：足发背。

辨证：外感邪毒。

治疗原则：清热解毒，活血消肿。

方剂：仙方活命饮加减。

处方一：金银花15g，连翘10g，蒲公英30g，甜地丁30g，大贝10g，天花粉10g，制乳香6g，制没药6g，炮穿山甲6g，皂角刺10g，黄柏6g，大黄15g，白芷10g。两剂。

处方二：冲和膏蜜调外用。

二诊：热退肿消痛减，中药停服，外用玉红膏。

1周后告愈。

体会：以上两例，皆为肌肤受损，感受邪毒，蕴结局部，气血瘀滞，血腐肉败成脓。

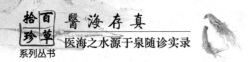

脑 疽

医案 张某，男，62 岁。一九八五年十月二十六日来诊。

主诉：发热项后部肿痛 5 天。

现病史：5 天前，患者项后部起一小粟，搔抓后出现肿痛，未曾重视。昨天突然发热，遂到某所就诊，医生诊断为砍头疮，建议静脉滴注青霉素，患者经济不支，未能接受。今日症状明显加重，要求单方治疗。患者素体健康，极少生病。刻下发热，无汗，头低难抬，项后部疼痛较重，口渴尿少，便秘。舌质红苔黄厚。脉象滑数。项后部发际下，可见一肿块，拳头大小，紫红色，有光亮，无脓栓。触之疼痛质硬。

诊断：脑疽。

辨证：热毒蕴结。

治疗原则：辛热散毒。

处方：老尖椒适量，微炒，捣成粉，麻油调厚敷。

二诊：十月二十八日，发热已退，红肿大消，继用 5 天而愈。

体会：老年患者，素体内热，外感风热，凝聚肌肤，阻塞经络，气血凝滞而发。挟有风邪则痒，正邪交争而发热，热盛伤阴则口渴尿少便秘。老尖椒辛热散毒，以热攻热，有效地抑制脑疽进一步发展，缩短病程。

气瘿（甲状腺功能亢进）

医案 某女，24 岁。十二月二十一日来诊。

主诉：颈肿伴眼球突出 4 年。

现病史：患者平素忧思多虑，常生闷气。4 年前，感觉颈部紧，并逐渐加重。遂到某院求治,医生多项检查后确诊为:甲状腺功能亢进,给予甲亢平(卡比马唑)等药物口服有效,久服难耐,今求中药试治。患者青年女性,形体消瘦,面色潮红,两眼球突出,凝视。语错言颤,自诉喜凉怕热,多汗,以胸汗为多,烦躁易怒,心悸动则加剧,失眠多梦。多食易饥,体重反减,口常渴。大便量多,干燥。小便可。月经周期尚准,近几年逐渐减少,末次月经十一月二十七日,点滴即过。舌质红,苔少。脉象细数。颈前甲状腺漫肿,表面光滑,质软无结节,腺体两侧触及震颤,两臂平举手指震颤。

诊断:气瘿。

辨证:心阴亏虚,痰气结聚。

治疗原则:滋阴清热,化痰消瘿。

方剂:天王补心丹、消瘰丸加减。

处方:生地黄 15g,玄参 12g,天冬 10g,麦冬 15g,夏枯球(后下)30g,生白芍 30g,牡丹皮 6g,牡蛎粉 30g,浙贝母 12g,黄药子 6g,制远志 10g,茯神 20g,柏子仁 10g,炒酸枣仁 30g,野丹参 20g,玉竹 15g,醋香附子 15g,桔梗 2g。

二诊:一月十六日,服药十五剂,诸症悉减,颈部肿消过半,再服十五剂告愈。

体会:气瘿,顾名思义,与患者情志失调有关,气机郁滞,化火伤阴,炼液成痰,痰气交阻于颈部,因而结聚成肿。心火旺盛则心悸失眠烦躁易怒,肝火偏旺则眼突指颤。

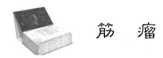

筋　瘤

【医案】　武某,女,59 岁。二○○一年五月十六日来诊。

主诉:下肢沉重,筋脉蜿蜒盘曲结节 15 年。

现病史:患者从事商业工作,长期站立。15 年前,感觉双下肢沉重,未

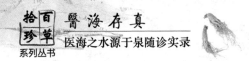

曾重视。6 年前，曾到某院求治，医生建议手术治疗，患者婉拒，今求中药试治。患者形体适中，面色暗红，无寒热，出汗不多。经常头痛、头晕，失眠多梦，头面轰热，两目多眵。口苦咽干，饮食一般，小便赭红，大便不成形。舌质红苔黄厚。脉象沉缓。两足靴区色素沉着，筋脉盘曲成团，小如豆，大如栗。

诊断：筋瘤。

辨证：气虚血瘀。

治疗原则：补气化瘀，强筋通络。

处方：黄芪 30g，炒桃仁 10g，红花 10g，赤芍药 15g，牡丹皮 10g，广地龙 15g，天麻 20g，杜仲炭 30g，薏苡仁 20g，炒枳壳 10g，柴胡 6g，怀牛膝 6g，桔梗 4g，光木瓜 30g，丹参 30g，炙鳖甲 50g。

二诊：五月三十日，服药十剂，全身症状明显改善，效不更方，再服十剂。

三诊：六月十三日，症状再减，后随证加减，累计服药四十余剂。临床告愈。

体会：患者长期站立，下肢负重较大，由于血流挟湿下注，络脉运行受阻，筋脉横解，迂曲扩张，形成筋瘤。

脂　瘤

医案　宁某，女，44 岁。一九八九年十月六日来诊。

主诉：两上胞睑起结节 14 年。

现病史：患者青年时期患过痤疮，14 年前，先是右上胞睑起一结节，后左上胞睑相继发生。该结节缓慢增大，曾到某院就诊，医生诊断为皮脂腺囊肿，建议手术治疗，患者婉拒。今来我处求治，视两上胞睑结节对称，枣核大小，境界清晰可见，表皮无异常，结节中心可见有黑色小栓点，有时轻痒。触之中等硬度，基地活动，无粘连。舌质淡红，苔白厚。脉象滑微数。

诊断：脂瘤。

辨证：湿痰挟风，郁滞肌肤。

治疗原则：燥湿化痰，祛风散结。

处方一：30% 生天南星醋液，用棉签蘸涂，每日 2 次。

处方二：露蜂房，炒焦研粉，每次 1.5g，每日 3 次，饭后服。

二诊：十月二十二日，结节表面皮肤出现皱褶，触之结节变软。

处理方法：消毒结节周围皮肤，取消毒针头在结节中心刺入，挤出较多粉脂物，常规消毒。

内服药同前。

三诊：十一月十一日，结节消失，已经停药 3 日。结节未再发生。

体会：湿痰凝聚，挟风互结，郁于肌肤，久积不散，形成结节。

 传染性软疣

【医案】　薛某，男，8 岁。一九八七年三月二日来诊。

主诉：颈胸部起颗粒状赘生物 2 年。

现病史：2 年前，家长发现患者颈部起颗粒，逐渐增多，半年后延至胸部。曾到某院求治，医生诊断为传染性软疣，给予药膏外用，数日后疣体脱落，但是他处又生，不能尽愈。刻诊：疣体位于颈胸部，米粒大小，半透明，半球形，中心有脐凹，不融合，质中，轻痒，从中可挤出豆腐渣样小体。部分抓后之颗粒周围红肿微痛，愈后之无瘢痕。舌质淡红，苔薄黄。脉象微数。

诊断：传染性软疣。

辨证：风邪虫毒，壅结肌肤。

治疗原则：祛风杀虫，散结消肿。

处方一：露蜂房炒焦研粉，每服 1.5g，每天 3 次。连服 2 周。

处方二：摘除疣体，外涂 2% 碘酊消毒。

二诊：四月六日，疣体未见新生，摘除后的疣体已经愈合，再服 10 天巩固治疗。

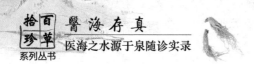

体会：风邪虫毒，侵入肌肤，结聚不散，凝聚肌肤而发生。

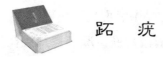

跖疣

医案 李某，男，26 岁。二〇〇八年五月九日来诊。

主诉：左足跖起增生性丘疹 6 年，加重 2 个月。

现病史：6 年前，患者发现左足跖起一硬性丘性颗粒，用小刀削平，未见出血，不久又在原处发生。2 个月前突然发生 6 处，某院给予手术摘除。半月前左足跖出现 10 余处，严重影响工作。视左足跖可见 10 余处增生性丘疹，污黄色，中央凹陷，外有突起的角质环，黄豆大小，压痛明显。舌质红，舌苔黄厚，脉象濡。

诊断：跖疣。

辨证：湿热虫毒。瘀滞肌肤。

治疗原则：杀虫驱毒，化瘀荣肤。

处方一：苦参 30g，煎水泡足。

处方二：骨碎补去毛，炒黄研粉，每次 3g，口服，每日 3 次。

二诊：六月十二日，内服外洗 1 个月，未再发生新疣体，原跖疣变软，不再增生。效不更方，连用 6 个月而愈。

体会：现代医学认为是病毒感染，病因明确。中医认为，肝虚血燥挟有虫毒，致使筋脉失养，气血凝滞而成。

急腹痛

医案 1 某男，62 岁。一九八五年十一月十九日来诊。

主诉：剧烈腹痛，阵发性加剧 1 小时。

现病史：患者丧父，忍饥 2 天。1 小时前，暴食一顿，大约 20 分钟，突然腹痛，未曾重视，不料症状越来越重，其子急用地排车拉来我处。视患者老年男性，爬跪于地排车上，表情痛苦，呻吟不断。诉腹部剧烈疼痛，阵发性加剧，无寒热，痛甚出汗，恶心欲呕，矢气全无，欲大便，数厕无物。不断拍打骶骨，感觉拍打稍舒。急忙肛试，发现指套满布污血。病情紧急，其他检查未做，依据其特殊的病因，特殊的临床特征，立即确诊治疗。

诊断：中医诊断，内关肠结；西医诊断，肠扭转，肠套叠。

辨证：通降失常。

治疗原则：散结顺肠。嘱患者爬跪（也可平卧）于地排车上抓牢，令其子拉车急行，尽量走坏路，撞异物。大约 20 分钟，患者忙喊停，停，停，好啦。也可以施用颠簸疗法［颠簸疗法：见于晋代葛洪《肘后备急方》。令病人俯卧，一人跨上，两手抄举其腹，令其自纵重，轻举抄之，令去床三尺许，使放之，如此七度上。《中医大辞典》详解为，病人俯伏取膝肘（掌）体位，充分暴露腹部，医生双手轻置于腹部两侧。先做腹部按摩，然后上下震荡或左右摇晃，或作提举，震荡由小渐大，以病人能忍受为度。重点在脐部或脐下区，一般为 3 ～ 5 分钟。休息片刻后继续治疗，至少要进行 3 次。常用于全身情况好，血压、脉搏基本正常，无腹膜刺激征的早期肠扭转］。患者如厕后，便下污血较多，按便血处理。三七 5g，仙鹤草 40g。煎服。三剂。禁食硬物，半流质饮食。4 天后恢复正常。

体会：①当地习俗，孝子在治丧期间不能坐，只能蹲和跪。患者忍饥 2 天，胃肠空空，前后壁扁而紧贴。古人把就餐称作饮食，也就是说先饮在前，摄食在后。先饮而润胃肠，后食而厚胃肠。今患者反其道而行之，暴食一顿，形成饥饱失常。当食物入口，经过胃肠的干燥食糜到达肠曲时，结聚成食糜团块，由于团块的重力作用，形成一个支点，那么支点以下的空肠因而扭曲，形成肠扭转。腑气因而阻滞，不通则痛。②肠扭转形成后，胃部的食糜仍然不断通过幽门，进一步加重食糜团块的重力，所以患者被动采取胸膝位来缓解疼痛。由于受到肠系膜的牵拉，疼痛向腰骶部放射。因为肠扭转是间断性进行，所以腹部剧烈疼痛，阵发性加剧。肠扭转的间断进行，致使小肠变得越来越细，患者如厕，不断增加腹压，因而造成小肠落入大肠，形成肠套叠。血聚不通并越来越重，因此拍打骶骨来缓解疼痛。③食糜团块，结聚于肠曲，形成支点，发生肠扭转，中医称为肠结。若大便不通为内关，大小便不通为关格（《诸病源候论》）。④综合上述观点，患者发病诱因单纯，清晰。病机明确，疼痛与缓解性质特别，被动胸膝位，肛拭污血体征特殊，且全身症状未出现，因此确诊。治疗上以解除支点，散结顺肠为重点。争分夺秒，防止病情进一步恶化，危及生命。

医案2 李某，男，33岁。一九九一年十二月十七日来诊。

主诉：右下腹反复疼痛8个月，加重2小时。

现病史：清明日，逛庙会，突然出现上腹痛，午后固定于右下腹。卫生室诊断为急性阑尾炎，给予氨苄西林等静脉滴注，4天后痊愈。8个月发生4次，2小时前又发作，今求中药试治。患者体格健壮，精神佳，无寒热，有汗不多，全身症状未出现。口渴多饮，大便干，小便黄。右下腹固定性疼痛，阵发性，不剧烈。腹软，右下腹压痛，反跳痛轻。舌红苔薄黄。脉象弦。

诊断：肠痈。

辨证：瘀滞型。

治疗原则：行气活血，清热解毒。

处方：川楝子30g，大黄30g，大蓟30g，蒲公英30g，炒桃仁20g，牡丹皮20g，金银花20g，甘草20g，云木香20g。

患者拿药方到药房取药，药房拒付。余即付与。

一剂后大下污浊极多，慢性肠痈再无发生。

体会：根据痛则不通，通则不痛原则，针对肠痈的病理特点，采用的是短程，大剂量冲击疗法。

医案3 张某，男，18岁。一九八七年四月七日来诊。

主诉：转移性右下腹痛2个月余。

现病史：春节前，患者餐后与同学一起登山，山上风冷，跑步而下，途中突然右上腹部疼痛，急到某所就诊。医生给予阿托品、庆大霉素各1支，肌内注射;口服藿香正气水 1 瓶,疼痛迅速缓解。半小时过后,疼痛再次发生,较前更甚,阵发性加重。某院医生检查后确诊为急性阑尾炎,当时疼痛已经转移并固定于右下腹,体温 36.9℃,无恶心,不呕吐。入院后,静脉滴注大量青霉素,疼痛大减,仅有轻微疼痛,经过治疗 2 个月,下腹部疼痛不能尽除,7 天前出院。患者身体强壮,极少生病,无寒热,出汗少,无头身疼痛,右下腹轻微疼痛,走路时疼痛加重,且有重坠感。食欲差,食量少,口不渴,大便软,每日 1 次,小便常可。检查:腹部柔软,无腹膜刺激征,脐下偏右侧扪及一包块,拳头大小,有波动感。按压疼痛不著。舌质红苔黄腻。脉象滑数。

诊断:肠痈。

辨证:溃脓期。

治疗原则:清热解毒,通腑排脓。

处方:金银花 30g,蒲公英 30g,熟大黄 10g,牡丹皮 20g,炒冬瓜仁 25g,炒桃仁 10g,虎杖 10g,赤芍药 10g,云木香 10g,炒川楝子 10g,炮穿山甲 6g,皂角刺 6g。

二诊:四月九日,服药两剂,大便排出白色浊脓较多,腹痛减轻,除脓务尽,再拟补气托脓之法。

处方:黄芪 20g,金银花 30g,蒲公英 30g,熟大黄 10g,虎杖 10g,炒川楝子 10g,炮穿山甲 6g。

三诊:四月十一日,腹痛未作,走路无异常,大便每日 1 次,未发现脓液。黄苔退去,脉象稍数。

处方:黄芪 10g,金银花 12g,蒲公英 20g,虎杖 10g,炒川楝子 10g,云木香 10g。三剂。巩固疗效。

体会:餐后疾奔暴走,肠道功能失调,传化不利,运化失调,糟粕积滞,气血失和,浊气瘀血壅遏,腐败成痈。败脓聚于盲肠,排出不畅,久病不愈。

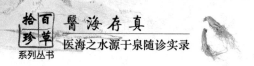
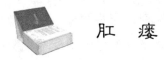

肛 瘘

医案 翟某,男 38 岁,一九九一年六月十三日来诊。

主诉:睾丸反复疼痛伴阴茎糜烂 1 年余,加重 1 周。

现病史:患者有烟酒嗜好,去年春节,酗酒后出现左侧睾丸疼痛,次日阴茎痒痛,糜烂,经过治疗 20 余天痊愈。1 年多来,反复发生 5 次,医生多诊断为性病,服中药西药无数。1 周前,因摄入大量海鲜诱发,静脉滴注青霉素等未能控制病情。患者形体偏瘦,面色萎黄,上睑下垂,语言声低。平素不耐寒热,多汗,经常头痛、头晕,忍饥指颤,饮食乏味。经常腹痛,大便较稀,每天 2～3 次,肛门有下坠感,便后肛门灼热,午后肛门潮湿,肛门经常瘙痒。左侧睾丸肿胀微痛,皮肤正常,包皮前端鲜红水肿,阴茎有裂隙,流滋,龟头冠状沟糜烂,基底鲜红,痒痛交作。小便晨起微红色,白天正常。舌嫩红体胖有齿痕,苔白腐。脉象沉细缓。

诊断:肛瘘。

辨证:气虚型。

治疗原则:益气升陷。

方剂:补中益气汤合胡连闭管丸。

处方一:黄芪 30g,炒苍术 15g,当归炭 10g,柴胡 6g,升麻 3g,山慈菇 15g,土茯苓 30g,炒槐米 10g,红花 10g,五灵脂 10g,干姜 2g,炮穿山甲(研粉)6g。冲服。

处方二:狼毒 20g,地肤子 20g,黄柏 30g。水煎,洗患处。

禁忌:饮酒,食动物肉类,香菜;房事。

9 天后前阴症状痊愈,内服方研粉,每次服 15g,每日 3 次,连服 6 个月。

体会:患者成年已婚男性,饮食不节,嗜好醇酒厚味,损伤脾胃,酿生湿热。气虚则形体消瘦,面色萎黄,声低指颤,肛门下坠。湿热下注蕴结肛门,经络阻滞,气血凝滞,日久血腐肉败,形成内溃的窦道,久病失治误治,窦道穿溃直肠，侵蚀并波及阴器，出现阴器糜烂。

脱　肛

医案　孙某，男，52岁。一九八七年五月一日来诊。

主诉：肛门直肠脱出不纳2天。

现病史：患者平素嗜好烟酒，每日白酒500ml。昨天早晨大便后，肛门直肠脱出，至今未能还纳，患者声低懒言，无寒热，自汗多。经常头痛头晕，四肢乏力。口干微渴，食欲欠佳。大便先干后溏，每日2次。小便微黄。检查：肛门直肠黏膜脱出，淡红色，脱出约3cm，无分泌物。舌质红苔少。脉象弱。

诊断：脱肛。

辨证：中气下陷。

治疗原则：补气升提。

处方：党参30g，黄芪60g，葛根40g，黄芩15g，生地黄30g，白芍药15g，柴胡6g，炒枳壳6g，车前子（包）10g。

另外：五倍子焙黄研粉，蜜调外涂患处。

二诊：五月四日，服药三剂，直肠回纳后未再脱出，其他症状稍减，原方继服三剂，巩固疗效。

体会：脾主运化，主升，该功能正常，才能化生气血津液，保持内脏原位固定。反之，脾失健运，生发功能减退，气虚下陷，升提固摄功能减退，因而出现脱肛。其次患者的嗜酒也有一定的诱因。

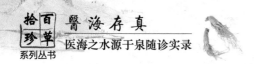

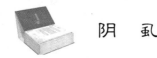

阴　虱

医案　宋某，男，41岁。一九九七年十月十四日来诊。

主诉：阴毛处瘙痒2个月。

现病史：2个月前，患者曾经冶游。半月后感觉阴毛处瘙痒难忍，某所诊断不详，给予头孢类药静脉滴注，口服外用抗过敏药，用药后效果尚可，停药后瘙痒再度发生，今求中药试治。检查患处皮肤表面有血痂，多处有白色壳状颗粒，该颗粒不动，摩擦后不疼痛，用竹刀将颗粒剔血，放于白纸上，稍候即有爬行动作。

诊断：阴虱。

治疗原则：①注意个人卫生，消毒衣被；②剔除阴毛；③外涂百部酒，每日数次。

二诊：十月十六日，瘙痒停止，阴虱缩小，颗粒退平。

嘱：百部酒继续使用1个月。

体会：阴虱多为直接接触染虫而发病是其特点，阴虱常常紧贴阴毛，或黏附阴毛际皮肤而不动，以吸咬食血而生长繁殖，成虫寿命30天，因此剔除阴毛使阴虱无所依附，百部酒杀虫止痒，连用1个月防止复发。

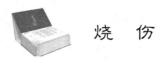

烧　伤

医案　某女，72岁。三月二十六日来诊。

主诉：左足背烫伤半月，发热剧痛一夜。

现病史：半月前，不慎被开水烫伤左足，某所给予烫伤膏、土霉素、甲紫等外用，同时静脉滴注多种抗生素。昨天中午摄入煎炸鲜鱼些许，当晚出现伤足剧痛，并伴有发热全身痛，无汗口渴，多饮。尿少色黄，无大便。舌质红，苔黄厚乏津，脉象洪数。左足背红肿，拒触。烫伤处浊痂较厚，不断渗液。

诊断：烧伤。

辨证：热毒内郁。

治疗原则：清热解毒，通腑泄热。

处方一：大黄20g，枳实6g，厚朴6g，生地黄30g，蒲公英30g，甜地丁30g，两剂。水煎服。

处方二：常规消毒，黄连膏厚敷。

二诊：三月二十八日，腑气通，发热退，肿痛大减。

处方一：减大黄再服两剂。

处方二：黄连膏继用。

三诊：三月三十日，肿消，疼痛轻微，停服中药。外用生肌玉红膏收口。

四诊：四月一日，患处已结痂，无渗液，临床告愈。

体会：烫伤患者，余毒未尽，突然摄入鱼类发物，导致风毒内聚，毒传脏腑，耗气伤津，郁而发热。外郁伤口经络，局部气血失畅，因此肿痛加剧。

注：现代医学认为，鱼类食物的组胺含量较高，容易引起变态反应，导致血管通透性升高，微血管扩张，充血，水肿。

头皮血肿

〔医案〕　陈某，男，52岁。一九八七年十二月二十七日来诊。

主诉：头顶部砸伤，肿痛2天。

现病史：昨天中午晒太阳，小孙子顽皮，用石块砸其头顶，当时肿起一大包。傍晚，到某所就诊，医生用针管抽出许多污血，肿块立消。今天早晨，发觉头顶肿块依然，特来就诊。患处位于头顶部，肿胀疼痛，大如胡桃，有波动感。

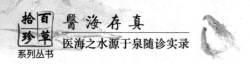

无恶心，不呕吐，两瞳孔等大等圆。

诊断：头皮血肿。

治疗原则：消肿止痛。

方剂：如意金黄散。

用法：如意金黄散 1 包，白酒调稠膏，厚敷患处。每天 1 换。

二诊：十二月三十日，肿消过半，效不更方，再用 4 日愈。

体会：如意金黄散，见于外科正宗，治疗血肿用酒调敷，临床发现优于冰敷。

第三篇　妇科篇

本篇主要记录了一些女性特有疾病的诊疗，如月经病、带下病、妊娠病、产后病及妇科杂病。由于女性的解剖及生理病理有其特殊性，因此病种不同，治法各异。女性同胞肩负延续后代主要责任，保障她们的身体健康，防治妇科疾病发生，减少遗传疾病，对优生优育尤为重要。本篇对妊娠的早期诊断及不孕症的诊疗，让患者自测基础体温，可明显提高准确率，具有现实意义。

痛　经

◆医案 1◆　慈某，女，29 岁，未婚，江苏省，职业农民。一九八九年八月四日来诊。

主诉：经来小腹疼痛 12 年，加剧 6 年。

现病史：患者 16 岁月经初潮，周期 27 天到 30 天，带经 6 到 9 天，无明显不适。一九七七年盛夏，适值经期，酷热难忍，自田间归来后，贪凉于电风扇下，并吃下较多冷食，月经迅速干净。次月行经，第一天出现小腹部疼痛，感觉如线一样牵拉。某卫生所给予益母草膏、去痛片（索米痛片）口服，肌内注射黄体酮 1 支，疼痛丝毫未减。此后数年，病情缓慢加重，伴随症状随之增加，影响婚嫁。一九八三年，某医院医生诊断为"继发性痛经"，住院输液治疗2个月，经来小腹疼痛更加剧烈难忍。10余年来，延医无数，历经中医，西医，针灸等多方治疗，收效甚微。患者平素无寒热，经常口苦，夜半腹胀，全身皮下生有结节数十枚，大小不等，轻微疼痛。每次行经日，小腹寒冷如冰，坠痛。入夜痛如刀绞，痛苦之声四邻皆闻，直至下半夜，几经翻滚努挣，全身得以汗出，疼痛始得缓解。汗后困倦乏力，经后昼夜思睡。全身乏力历时半月，方能劳作。自述月经周期尚准，量中等，颜色紫暗有大块。察舌质淡红，苔白厚，外笼黄色。脉象沉细弱。

诊断：继发性痛经。

辨证：寒凝胞中。

治疗原则：温经散寒。

处方：吴茱萸10g，肉桂8g，炙乳香（后下）5g，炙没药（后下）5g，莪术10g，炒桃仁10g，红花10g，醋炙延胡索30g，川芎6g，赤芍药6g，牡丹皮6g，台乌药6g，川黄连10g，醋五灵脂10g。

复诊：八月六日，服药两剂，自觉良好，未出现温燥等不良反应，药似中的，再服两剂。

三诊：八月八日，夜半腹胀大减，但乏力症状依旧，舌脉未见明显变化。

处方：吴茱萸10g，肉桂8g，莪术10g，醋五灵脂10g，炙乳香（后下）5g，炙没药（后下）5g，醋炙延胡索30g，川芎6g，台乌药6g，党参60g，杜仲炭20g，川续断10g，淫羊藿10g，怀牛膝10g，节菖蒲10g，川黄连10g。

四诊：八月十日，迭进两剂，乏力仅为一过性，患者要求原方勿动，连服七剂。

五诊：八月十七日，自述全身轻松，皮下结节大消，已不疼痛，带走四剂。

六诊：八月二十一日，昨日行经，仅有轻微疼痛，其余症状消失，经色紫暗仍有小块。舌苔白厚，浮黄苔退去，脉沉细有力。

处方：桂枝10g，醋炙延胡索15g，炙乳香（后下）5g，炙没药（后下）5g，川郁金10g，炒桃仁10g，红花10g，川芎6g，怀牛膝10g，杜仲炭20g，川续断10g，台乌药6g，党参30g，节菖蒲10g，焦山楂20g。

体会：盛夏季节，适值经期，该患者过度疲劳，机体防御功能降低。所扇冷风乘虚而入，复因过食冷食，中寒于内，客于冲任，与经血凝结于胞宫，经脉受阻，气血运行失畅，瘀阻胞中，不通则痛，因而腹冷如冰，痛如刀绞。寒为阴邪，入夜更甚。大汗之后，郁阳得越，腹痛顿减，气随汗泄，中气大伤，表现困倦乏力。寒凝气阻，挟痰郁于肌肤，因而形成结节。寒邪郁日久化热，熏蒸胆汁，气上作苦，舌苔浮黄。该患者 16 岁初潮，天癸迟至，先天禀赋不足，虽不为本病主要病因，方中也有兼顾。

● 医案 2 　吴某，女，36 岁，山东省，农民。二〇〇五年一月五日来诊。

主诉：经行腰腹冷痛 10 余年，加重 2 个月。

现病史：患者 13 岁初潮，月月如期而至，无明显不适。一九九三年结婚，次年喜得贵子，哺乳 6 个月经至，经期出现腰腹冷痛。10 余年来多方求医，间断治疗，效果欠佳。2 个月前，适值经期，贪食凉菜些许，腰腹冷痛突然加重，今来我处试治。患者形寒怕冷，白天自汗，经常腰膝酸痛。睡眠可，口常干，食欲差，食量少。小便清长，大便常可。月经周期尚准，经量多，经色紫暗，有块较多，大小不等，10 余天方净。经行次日开始，腰部及小腹部冷痛，全身无力，出虚汗，甚者恶心呕吐，可持续疼痛 20 天左右，局部热敷稍舒。舌质淡苔白润。脉象沉微。

诊断：继发性痛经。

辨证：阳虚内寒。

治疗原则：温经暖宫止痛。

处方：吴茱萸 5g，肉桂 5g，艾叶 6g，黑附子 6g，姜炭 9g，当归 10g，川芎 6g，熟地黄 30g，山茱萸 10g，杜仲炭 20g，川续断 20g，三七 5g，炮穿山甲 10g，醋香附子 10g，醋炙延胡索 25g。

二诊：一月二十日，服药六剂，经行疼痛大减，块仍多。原方加茜草 10g，炒桃仁 10g，红花 10g，益母草 20g。三剂。

三诊：一月二十三日，经净。带走三剂备服。后痛经之症再未发生。

体会：妇女产后，百节空虚，注意调护尤为重要。该患者产后失护，腰膝冷痛，尿清长，脉象沉微，一派阳虚之象。阳虚易生内寒，贪食寒冷更易

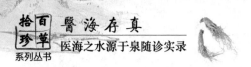

损伤阳气，阳虚血失温煦，推动无力，血行失畅。病久难速愈，久病必瘀滞，因而出现经行腰腹冷痛，久治不愈。

医案3 罗某，女，17岁，学生。二〇一二年十一月二日来诊。

主诉：经前小腹部冷痛半年。

现病史：患者14岁月经初潮，经期无明显不适。今年五月，适值经期，摄入较多冷饮，月经迅速干净。次月月经前出现小腹部冷痛，服益母草冲剂、元胡止痛片等效果不著，且逐月加重，今求中药试治。患者怕冷，四肢发凉，无汗，不渴，饮食一般，二便常可。经前小腹部冷痛，按之痛甚，热敷舒适。月经周期40天左右，量少，经色暗黑，有块。舌质淡，苔白腻。脉象沉紧。

诊断：继发性痛经。

辨证：寒湿凝滞。

治疗原则：温经散寒，除湿止痛。

处方：肉桂5g，炒苍术10g，乌药6g，炒桃仁10g，红花10g，醋五灵脂10g，蒲黄（布包）10g，当归10g，川芎10g，炒白芍药30g，醋香附子15g，熟地黄30g，益母草30g。六剂。

二诊：上月行经，经期疼痛大减，欲赶在经前再服六剂，巩固疗效。

体会：经行时，阴血下注冲任而为月经，气血和顺，经行通畅。该患者经期饮冷，寒湿之邪伤于下焦，客于胞宫。血得温则行，得寒则凝，血行失畅，滞而冷痛。

医案4 陈某，女，28岁，未婚。二〇一三年十一月二十二日来诊。

主诉：经前小腹部疼痛3个月。

现病史：患者13岁初潮，经期尚准，无明显不适。4个月前，抬重物时感觉用力过猛，当月经前出现小腹部疼痛，未重视，近2个月逐月加重。刻诊：患者无寒热，不出汗，全身症状不明显，末次月经十一月二日。主诉经前2天开始，小腹部出现疼痛，稍有凉感，量少，色暗，有中块。舌质暗红，苔薄。脉象沉有力。

诊断：继发性痛经。

辨证：瘀血型。

治疗原则：化瘀理气止痛。

处方：炒桃仁 10g，红花 10g，当归 6g，川芎 6g，熟地黄 20g，赤芍药 15g，醋香附子 15g，醋炙延胡索 30g，鸡血藤 30g，桂枝 3g，乌药 6g，益母草 30g。

二诊：十二月二日，服药九剂，月经如期而至，药性平稳，腹痛未作。再求三剂巩固疗效。

体会：患者用力过度，属于努伤，导致局部血脉损伤，血行受阻，气血失畅，冲任经脉不利，经血停滞胞宫，不通则痛。

医案 5　李某，女，42 岁，已婚。二〇〇八年三月二十日来诊。

主诉：经行腰腹疼痛 3 个月。

现病史：患者 14 岁月经初潮，周期 30 天，带经 3～4 天，经量中，颜色正。二〇〇七年十二月行输卵管吻合术，当月行经出现腰及小腹部疼痛，虽经治疗，病情未能缓解，今求中药试治。患者平素无寒热，出汗少，经常腰酸。饮食一般，二便常可。经行时腰及小腹部痛甚，拒按，热敷疼痛不减，经色紫暗，血块多而大，末次月经为二月二十三日。舌质紫暗有瘀斑。脉象涩沉数。

诊断：继发性痛经。

辨证：血瘀经脉。

治疗原则：破血逐瘀，通经止痛。

处方：䗪虫 6g，炒桃仁 10g，红花 10g，当归 10g，川芎 10g，熟地黄 12g，赤芍药 10g，炙乳香（后下）10g，炙没药（后下）10g，杜仲炭 20g，川续断 6g，乌药 6g，醋炙玄胡索 20g，怀牛膝 10g，乌梢蛇 20g，制何首乌 15g，墨旱莲 10g，女贞子 10g，三剂。

二诊：三月二十六日，服药三剂，行经时腰腹部疼痛大减，血块变小，仍较多，颜色较深。效不更方，再服三剂。

体会：患者行输卵管吻合术，手术透过腹腔，创伤肌肤，横断性损伤血脉血络，血行因而失畅，冲任经脉相应不利，经滞胞宫，故出现痛经。

医案 6　徐某，女，30 岁，已婚。二〇一〇年八月十七日来诊。

主诉：经前经期小腹部胀痛 5 年。

现病史：患者 14 岁月经初潮，周期尚准，无明显不适。二〇〇四年结婚，次年春顺产一女，产后体弱乳少，家中多有怨言，闷气由生。3 个月后经至，经前经期小腹部胀痛，某院诊断为继发性痛经，多方治疗，至今未愈。患者面红体瘦，无寒热，出汗不多，经常头晕，心情烦躁易怒，饮食欠佳，二便常可。经前经期小腹部胀痛，甚则呕吐腹泻，小腹痛呈阵发性，大约每分钟一次，色正，量多，无块，周期紊乱，白带少。血压 150/100mmHg。舌质红苔白厚。脉象弦数。

诊断：继发性痛经。

辨证：气滞型。

治疗原则：行气止痛，兼以清热。

处方：醋柴胡 12g，醋香附子 12g，牡丹皮 10g，栀子仁 10g，当归 8g，白芍药 10g，黑桑葚 20g，鸡血藤 20g，桑寄生 15g，杜仲炭 20g，怀牛膝 10g，醋炙延胡索 15g，茜草 10g，藿香 8g，厚朴 6g，炒川楝子 8g，山楂片 10g，云木香 6g。

二诊：十二月二十七日，服药十剂，头晕未减，烦躁易怒现象渐平，经前小腹部已不痛，上吐下泻未作，要求再服十剂，以期根治。

体会：情志内伤，肝郁不解，气郁则血也瘀，同滞胞宫，经行不利。另外，郁久化热，耗伤心肝肾阴，因而相应出现面红体瘦，眩晕烦躁易怒，舌红脉数。肝气横逆犯胃，胃失和降则呕吐，乘脾则运化失常而腹泻。

月经延长

医案 项某，女，47 岁。一九九〇年十二月四日来诊。

主诉：经量极多，至今 10 天未净。

现病史：患者素有关节痛，病史数十年。10 天前，请一中医诊疗，该医生认为是感受风寒湿，给予中医三剂。晚饭后服头煎，当夜月经未期而至，大量速下。次日询问该医生，言温热药偏多，建议停服，并给予凉血止血中药煎服，药后经量稍减。5 天后经量仍然较多，又服云南白药 2 盒，结果经量有增无减，家人邀余往诊。患者形体偏胖，脸似满月，面色苍白。怕凉，关节冷痛，自汗，易感，头晕、心悸、气短，活动后症状加重。食量一般，口干微渴，大便可，有夜尿。病前月经周期尚准，量中，有块，微有腹痛，带经 5 天。目前 10 天未净，量极多，色黯红，血中有块，不能活动。舌质紫暗有瘀斑。脉象结。

诊断：经期延长。

辨证：血瘀型。

治疗原则：散瘀止血。

处方：血余炭（研粉），每次 3g，每日 3 次。小米汤送服。

体会：患者关节冷痛数十年，可谓痼冷寒积久久。服用大量温热药物，因而表现血热妄行，虽然服用凉血止血中药，表热暂去，症状稍好。但是经量仍然极多而不净。考虑患者素体血瘀（舌质紫暗有瘀斑），气血阻滞冲任（脉结），瘀血不去，新血不守，血不归经。特选血余炭散瘀止血，一药即中。

月经过少

●医案● 高某，女，32 岁。二〇〇八年七月九日来诊。

主诉：月经量少，点滴即过半年余。

现病史：患者 16 岁初潮，周期后延 5 天左右，带经 1 周。婚后育有 3 女，流产 3 次。半年前，发现月经明显减少，今求中医调治。患者形体偏胖，无寒热，出汗不多，经常头晕，腰膝酸痛，胸脘闷胀，口中多痰。饮食一般，二便常可。月经极少，点滴即过，色淡红，经行腰部酸痛加重，末次月经六月八日。舌质黯红，苔白腻。脉象沉短。

诊断：月经过少。

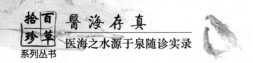

辨证：肾虚型。

治疗原则：补肾填精，化痰通脉。

处方：菟丝子 30g，枸杞子 15g，当归 12g，熟地黄炭 20g，制女贞子 10g，淫羊藿 6g，炒白术 12g，陈皮 10g，旱半夏 10g，茯苓 10g，醋香附子 12g，柴胡 6g，乌药 6g，甘草 3g。

二诊：七月十一日，服药两剂，月经未至，痰量明显减少。宗前法佐以活血调经，加炒桃仁 10g，红花 10g，川芎 8g，赤芍药 8g，益母草 30g。

三诊：七月十四日，昨晚经至，量增多，色转正，所伴症状一并消失。患者要求再服两剂。

体会：患者先天不足，婚后多育多产，因而肾精大亏，冲任失养，血海失充。腰为肾之腑，故经常腰膝酸痛，经行加重。另外患者兼有脾虚痰浊中阻，气机失畅，因而胸闷而痰多苔腻脉短。

崩漏（子宫内膜变薄）

医案 1　杨某，女，29 岁。五月十七日来诊。

主诉：月经淋漓不断半年。

现病史：患者 14 岁月经初潮，周期尚准，经行无明显不适。婚后育有一子，人工流产 4 次，多次实施刮宫术。半年前出现月经淋漓不断，超声波检查报告：子宫内膜 0.3cm。医生给予雌二醇、云南白药等治疗，初服有效，再服效差，今求中药试治。患者形体消瘦，面妆浓未查，怕热，不出汗。经常头痛、头晕，失眠多梦，睡中易醒，醒后再难入睡，饮食一般，二便常可。舌质黯红苔薄。脉象沉涩。平素经行量少，色黯，少腹发凉，喜暖，小腹部轻痛牵引腰痛。

诊断：崩漏。

辨证：血瘀型。

治疗原则：化瘀止血。

处方：炒桃仁 10g，红花 10g，当归 20g，川芎 10g，生地黄炭 20g，阿胶（烊化）10g，干姜炭 3g，三七 9g，牡丹皮 10g，益母草 20g，制黄精 20g，炒枳壳 10g，甘草 6g。十剂。

二诊：六月十二日，1 周前经净，淋漓未再出现，超声波诊断报告：子宫内膜 0.6cm。要求带走十剂。

体会：多次妊娠，多次人工流产，多次实施刮宫术，严重创伤胞宫内膜以及胞宫脉络，造成子宫内膜变薄，脉络损伤血溢不断。另外各种创伤均损伤脉络，脉络之气血因而瘀滞，造成新血不守，血不归经，因而淋漓不断。舌质黯红，脉象沉涩。皆为瘀血之特征。临床验证生化汤加减效果良好。

医案 2　费某，女，49 岁。一九九二年六月十三日来诊。

主诉：月经或前或后 3 年，突然暴下不止 2 天。

现病史：3 年前，患者月经周期打乱，周期至今不准，经量或多或少，带经天数有时近 20 天不净。经色淡红色，块多色黯，曾经到多家医院就诊，医生诊断统一，皆为更年期综合征，间断服药，时好时差。2 天前，月经突然暴下，不止，某所给予云南白药等口服，稍有好转。今晨症状再度加重，特来我处求治。患者形体消瘦，面色淡白，无寒热，自汗多，头晕眼花，心慌心悸，失眠多梦，腰痛如折，四肢乏力。食欲差食量少，舌淡体胖苔白有齿痕，脉象虚弱。

诊断：崩漏。

辨证：气虚型。

治疗原则：补气固本，养血止血。

处方：党参 60g，当归炭 10g，炒白术 6g，龟甲胶（烊化）12g，鹿角胶（烊化）12g，阿胶（烊化）20g，天麻片 15g，炒酸枣仁 30g，远志肉 10g，朱茯神 10g，茜草炭 15g，木香 2g，煅龙骨 30g，煅牡蛎 30g，三七 4g。

二诊：六月十七日，服药三剂，经量锐减，仍有血块，原方加玫瑰花（后下）10g，骨碎补炭 10g。

三诊：月经渐止，精神佳，腰痛微有，心悸未作，再进三剂巩固疗效。

体会：更年期妇女，月经紊乱，久病失治，气血大伤，上不能荣于头面则面色淡白，头晕目眩。下不能达于四肢而乏力，心脏气血不足则心脉失养

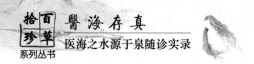
而心悸，自汗，失眠多梦。肝失藏血，脾失统血则经漏甚则为崩。患者兼有肾虚，腰为肾之腑，故腰痛如折。

经行头痛

医案　方某，女。二〇〇〇年五月十四日来诊。

主诉：经行前后左头部锥样疼痛 10 余年。

现病史：患者 15 岁初潮，未有明显异常。婚后育有一子，夫妻感情不和，经常闹气。10 年前，出现经前期头痛，渐及经后期，月月如此，十分痛苦。多家医院求治，检查后未发现异常指标，初服脑清片有效，久用效果一般。前天经尚未至，左侧头痛发生，锥样刺痛，波及眉棱骨，同时伴有恶心呕吐，痛苦异常。患者中年女性，形体偏胖，面色红赤。无寒热，出汗不多，平素经常头痛头晕，失眠多梦，耳鸣如蝉。口干口苦，饮食一般，小便可，大便头干。月经周期较准，量多，经色暗红，有小块较多。舌质红苔白厚。脉象滑数。

诊断：经行头痛。

辨证：气血失畅，痰浊阻滞。

治疗原则：行气活瘀，化痰利浊。

处方：醋柴胡 15g，醋香附子 10g，炒桃仁 10g，红花 10g，清半夏 10g，胆南星 15g，天麻 10g，炒白术 6g，陈皮 8g，茯苓 12g，厚朴 8g，竹茹 10g，白芍药 20g，白蒺藜 10g，炒枳壳 8g，蔓荆子 6g，桑寄生 15g，怀牛膝 10g，怀山药 20g，首乌藤 30g，焦山楂 20g，酒龙胆草 3g，栀子 10g。

二诊：六月二十二日，服药十剂。经行头痛未减，但是失眠头晕症状大减，未出现恶心呕吐，再服十剂观察。

三诊：七月十九日，经行头痛未作，诸症消失，索五剂巩固治疗。

体会：患者情志内伤，气机失畅，气行则血行，气滞则血瘀，经行前后，气机逆乱，阻塞清窍，不通则痛。另外气机失畅，湿聚成痰，病久化热，上扰清窍，进一步加重头痛。

经行发热

医案　提某，女，38 岁。一九八八年五月十四日来诊。

主诉：经期发热 6 个月。

现病史：去年十一月初，行经时出现发热，以为感冒，经过治疗 3 天好转。近几个月来，发现每逢经期必定发热，今求中药调治。患者形体消瘦，面色微红，平素无寒热，有汗不多。心烦，口干口苦，饮食一般。小便黄，大便干燥。月经周期尚准，量少，鲜红。经期 5 天，心烦热，下肢酸软无力，末次月经四月十九日。舌质红少苔。脉象细数。

诊断：经行发热。

辨证：肝肾阴虚。

治疗原则：养阴清热。

处方：生地黄 40g，地骨皮 20g，玄参 10g，当归 10g，白芍药 30g，牡丹皮 20g，麦冬 20g，烫龟甲 30g，肉知母 10g，黄连 6g，肉桂 3g，炒川楝子 10g，荆芥 10g。

二诊：六月十六日，服药三剂。经行时发热等症状明显减轻，索求原方再服三剂。

体会：患者素体阴虚，行经时阴血下注，阴虚更为显著，阳气浮越失潜，因而出现发热。

经行眩晕（子宫功能性出血）

医案 陈某，女，19岁。二〇〇八年十月三日来诊。

主诉：经行头晕目眩3年余。

现病史：患者14岁初潮，经期尚准，经量较多，经期无明显不适。3年前，月经突然暴下如注，头晕眼花，被老师立即送往医院。入院后经过多项检查，确诊为"子宫功能性出血"。住院期间经过输液、输血、服药等方法，治疗1周出院。出院后未及3个月，疾病再度发生。3年来，四处求医，收效甚微，服逍遥丸时症状加重。患者青年学生，形体偏瘦，面色微红。心情烦躁，手足心常热，头颈部易出汗，口干咽燥。月经周期22天，经量多，来势急迫，色黯红，有块较多，指甲大小。经时头晕眼花，出虚汗，乏力如瘫，犹如休克一般，常需半月方能恢复体力，严重影响学习。白带量多，时黄时白，有时混有血丝。舌质红苔薄黄。脉象促。

诊断：经行眩晕。

辨证：阴虚肝旺。

治疗原则：滋阴清热，平肝定眩。

处方：白芍药20g，天冬10g，黑桑葚子10g，盐知母6g，盐黄柏6g，银柴胡6g，白薇6g，制何首乌15g，怀山药10g，墨旱莲6g，白蒺藜8g，天麻15g，钩藤（后下）15g，龙齿粉15g，珍珠母粉15g，夏枯球（后下）10g，远志肉6g，茯神6g，首乌藤30g，益母草12g。

二诊：十一月十日，服药十剂，经期25天，经量明显减少，势减缓，眩晕症状减轻，未出现乏力，脉促势缓。效不更方，再进十剂。

三诊：十二月二十日，经期28天，量中，未发生眩晕，诸症消失。脉数。给予杞菊地黄丸口服，每次9g，每日2次，连服1个月，巩固疗效。

体会：经行量多，久病失治，阴液大伤，阴虚生内热，因而出现烦躁、口干、面红，手足心热。阴虚则阳盛，经行时阴血注于下，阴液更虚，阳亢于上，扰乱清空，故眩晕。

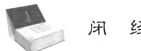

闭　经

医案 1　将某，女，46 岁。二〇一二年十二月二十四日来诊。

主诉：月经闭止，4 年未至。

现病史：患者 14 岁初潮，月月如期而至，婚后一直正常。4 年前，月经逐渐稀发，量少，渐止。间断治疗，至今未行，今来我处求治。患者形体消瘦，面色枯黄，形寒怕冷，无汗。经常头晕目眩，神疲乏力，口淡不渴，食欲差，食量少。二便常可。血压 100/60mmHg，舌质淡胖有齿痕。脉象缓弱。

诊断：闭经。

辨证：气血虚弱。

治疗原则：大补气血。

方剂：十全大补汤加减。

处方：红参 5g，炙黄芪 15g，炒白术 10g，当归 10g，熟地黄 20g，怀山药 20g，菟丝子 20g，桂圆肉 10g，黑附子（先煎 1 小时）10g，干姜 2g，杜仲炭 20g，鸡血藤 30g，茜草 15g，焦山楂 30g，云木香 6g，砂仁（后下）3g。

二诊：二〇一三年一月二十五日，服药十剂，月经未至，自觉全身症状明显改善，再求十剂。

三诊：二月二十七日，月经未至，体质恢复良好。上方加䗪虫 6g，十剂。

药后经至。

体会：引起气血亏虚的原因较多，总之各种因素作用于机体，导致脾气损伤，后天气血生化之源不足，冲任失养，血海不能按时满盈，出现月经量少，稀发，渐闭。

医案 2　梁某，女，39 岁，已婚。一九九三年十一月十四日来诊。

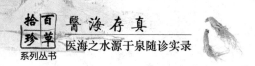

主诉：月经闭止1年余。

现病史：患者15岁初潮，经期尚准，经行无明显不适。婚后育有一子一女，曾流产3次。1年前，经量减少，逐渐不行。初用黄体酮肌内注射，停后略见点滴，再用罔效。间断服用鸡血藤片、大黄䗪虫丸，至今仍未至。患者形体消瘦，两颧潮红，手足心发热，怕热多汗，心情烦躁，经常头晕，失眠多梦，腰部酸痛，足后跟痛，两目干涩。口干口渴，多饮，食欲佳，食量可。小便常可，大便秘。舌质红少苔。脉象细数。

诊断：闭经。

辨证：肝肾不足。

治疗原则：滋补肝肾，养血调经。

处方：熟地黄30g，怀山药30g，山茱萸10g，泽泻10g，茯神30g，牡丹皮10g，当归10g，白芍药20g，青蒿15g，炙鳖甲（先煎）30g，烫龟甲（先煎）30g，地骨皮15g，茜草20g，丹参20g。

二诊：十一月十八日，服药三剂，月经未至，手足心热大减，余症同前，守前方再进三剂。

三诊：十一月二十五日，月经未至，诸症悉减。效不更方，继用三剂。

四诊：十一月三十日，月经未至，诸症再减，合以破血通经之法。原方加䗪虫12g，炒桃仁12g，红花15g，泽兰20g。

两剂后经至，量较多，临床告愈。

体会：患者先天肝肾不足，精血双亏，婚后房劳多产，因而再虚。久病失治，冲任失养，血海枯竭，月经渐少而闭。

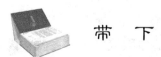

带 下

医案1　晁某，女，56岁。一九九〇年四月二十二日来诊。

主诉：带下色黄量多4个月余。

现病史：4个月前，患者架水泥，用力过度，当即感觉阴部湿黏，量多，未曾重视。数日后，症状加重，带下黄色，间断服中药西药，疗效欠佳。患者中等身材，面色微红，无寒热，多汗，口不渴。饮食一般，二便常可。带下量多色黄，质黏稠无气味，无痒。昼轻夜重。舌红苔黄腻。脉象缓涩。

诊断：黄带。

辨证：中气下陷，带脉失约。

治疗原则：补气健脾，固涩止带。

方剂：黑逍遥散合二陈汤加减。

处方：地梢瓜60g，炒白术6g，炒苍术6g，炒山药30g，薏苡仁炭50g，丹皮炭15g，栀子炭12g，苗柴胡15g，当归炭10g，炒白芍10g，熟地黄炭20g，黄柏炭12g，旱半夏15g，茯苓30g，陈皮10g。

二诊：服药三剂，症状大减，效不更方，再服三剂获愈。

体会：患者努力架物，损伤中气，下窍失固。脾虚气陷，湿热下注，带脉失约。

（医案2）　郑某，女，3岁。二〇〇七年七月十九日来诊。

主诉：内裤底端出现黄臭状物20天。

现病史：20天前，家长给患儿更换内裤，发现内裤底端有黄色物体，闻着有臭气，以为是粪便，未重视。结果连日出现类似症状，询问患儿得知未解大便，后到某院就诊，医生经过检查，确诊为支原体感染，给予左氧氟沙星外用，至今未愈，今求中药合治。患儿面色萎黄，形体略胖，怕热多汗，口渴常以饮料解渴，嗜好厚味，偏食，食量少。大便每日2次，小便微黄。黄色物体位于内裤底端，色黄，质稠，有臭味，内阴外阴无疼痛，无痒感。舌质淡红，舌苔白厚。脉象数。

诊断：黄带。

辨证：脾虚湿热下注。

治疗原则：健脾利湿，清热止带。

处方：炒山药10g，炒芡实10g，车前子（包）10g，茯苓10g，薏苡仁15g，白花蛇舌草15g，黄连炭3g，黄柏炭3g，苗柴胡1g，陈皮5g，旱半夏5g，焦山楂20g。

二诊：七月二十六日，服药三剂，黄色状物变稀，臭味大减，效不更方，再进三剂。

三诊：八月二日，黄色状物偶有，食欲大开，迭进三剂而愈。

体会：患儿素体脾虚，运化失司，水谷精微不能上输，因而趋下，形成湿浊。浊郁化热，伤及任带，二脉失约。另一方面由于湿热煎熬，故带下黄稠而臭。

医案 3　高某，女，56 岁。一九八九年十二月十七日来诊。

主诉：带下量多如水 10 余年。

现病史：患者育有四子三女，10 余年前出现清稀带，间断治疗，时好时差。近些年来，病情加重，今来我处求治。患者形体消瘦，面色㿠白，怕冷自汗，经常头晕，气怯音低，乏力喜卧，腰部及小腹部坠痛。口渴喜热饮，食后脘腹闷满微痛，卧后舒适。尿频色清，大便初干后溏。带下量多如水，味腥，持重用力劳作后症状加重。舌质淡苔白。脉象虚细。

诊断：白崩。

辨证：中气下陷。

治疗原则：补气升阳，固涩止带。

方剂：补中益气汤加减。

处方：红参 6g，黄芪 15g，炒白术 10g，当归炭 10g，熟地炭 15g，苗柴胡 3g，升麻 3g，炒芡实 30g，炒山药 20g，山茱萸 20g，桃仁炭 10g，红花 10g，陈皮 10g，姜炭 2g，茯苓 6g。

二诊：十二月二十一日，服药三剂，效果不著，考久病速效不易，再进三剂观察。

三诊：十二月二十四日，自觉症状好转，带下减少，效不更方，迭进六剂。

四诊：一九九〇年元月三日，带下未作，余症较轻。给予补中益气丸，每次 9g，口服，每日 3 次，连服，2 个月巩固治疗。

体会：患者多育，房劳，过劳，久病暗耗等多种原因，导致脾气大亏，脾阳不振，中气下陷，水谷精微、精液、水湿一并趋下，因而带下量多如水。患者一派气虚征象，如面白、头晕、消瘦、自汗、乏力、气怯、脉虚，内脏失固而出现的胃缓、肾缓、宫缓。尚有气虚津液不升出现口渴喜热饮喜卧，劳作气耗症状加重。该病与尿瘘有一鉴别，后者多为持续性出现。

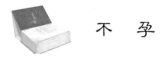

不　孕

医案 1　梁某，女，28 岁。一九八六年六月二十一日来诊。

主诉：结婚 5 年，至今未孕。

现病史：患者 17 岁初潮，周期 27 天，至 33 天，经期无明显不适。5 年前结婚，夫妇双方生活正常，妇科检查未发现明显异常，间断服药至今未孕。患者形体消瘦，面色微白，形寒怕冷，有汗不多。经常头痛、头晕，神疲乏力，腰腹部冷痛。食欲差，食量少，二便常可。月经周期尚准，量中，色淡红，无块，带下清稀。舌质淡红，舌苔薄白。脉象沉迟。

诊断：不孕症。

辨证：脾肾阳虚。

治疗原则：温补脾肾。

处方：米党参 60g，炒白术 15g，肉桂 10g，当归 15g，川芎 15g，芡实 20g，盐杜仲 30g，鹿茸粉（冲服）3g，炒白芍药 6g，麦冬 6g，炙甘草 3g。

二诊：六月二十七日，服药三剂。腰部冷痛症状大减，仍腹痛乏力。上方加桂枝 6g。

三诊：七月四日，诸症悉减，效不更方。再进三剂。

三个月后，患者前来，叙该月月经未至有日，晨起出现反应。

体会：患者先天不足，后天脾虚失养，引起脾肾阳虚，阳虚生内寒，胞宫失于温煦，以至宫冷不能摄精成孕。

医案 2　耿某，女，28 岁。一九八九年五月十三日来诊。

主诉：结婚 3 年，至今未孕。

现病史：患者 18 岁初潮，周期 30 天，带经 4～6 天，无明显不适。婚后 3 年，夫妇双方生活正常，未曾避孕。去年曾到某院就诊，医生诊断为输卵管不通，药物治疗数月，至今未孕，特来我处求治。患者形体适中，微怕冷，出汗少。经常腰酸，四肢乏力，小腹部发凉。饮食一般，二便常可。月经周期较准，量少，颜色紫暗，质黏稠有块，带经 3 天，经期小腹部轻痛。

诊断：不孕症（输卵管不通）。

辨证：肾虚宫寒。

治疗原则：补肾助阳，温经活血。

处方：吴茱萸 10g，肉桂 3g，仙茅 6g，当归 10g，川芎 10g，鸡血藤 20g，苏木 10g，五灵脂 10g，红花 10g，荔枝核 15g，党参 10g，姜半夏 10g，肉知母 6g，炙甘草 3g。

嘱每天早晨醒来后测基础体温，按表格如实填写。

二诊：五月二十四日，服药三剂。月经来潮，腹痛未作，量仍少，质不黏，未见块下。今已经净，乏力依旧。经寒渐去，气血不足。再拟补气养血温肾通脉之法治之。

处方：米党参 60g，当归 10g，川芎 10g，熟地黄 30g，枸杞子 20g，盐杜仲 20g，丹参 30g，炒白芍 20g，肉桂 3g，川牛膝 15g，醋柴胡 10g，醋香附子 12g，荔枝核 12g。

三诊：六月三日，体力倍增，精神旺盛，晨起体温较正常低 0.4℃，表示为排卵正常。上方减肉桂，加川木通 5g。

四诊：六月十二日，基础体温单项攀升，恭喜患者。

体会：患者先天肾气不足，肾阳虚弱，虚寒内生，胞宫失于温煦，胞脉气血因而寒凝，胞脉瘀阻，精卵难以结合，因而久不受孕。

医案 3 黄某，女，29 岁。二〇〇七年三月二十二日来诊。

主诉：结婚 6 年，久不受孕。

现病史：患者 14 岁初潮，经期 30 天，较准，带经 4 ~ 5 天，无明显不适。结婚 6 年，夫妇生活正常，丈夫精液检查无明显异常。妇科检查报告：子宫大小正常，轻度下垂，输卵管通液畅通，未发现异常。间断治疗，至今未孕。患者无寒热，多汗，四肢乏力，左侧小腹部经常疼痛，经前较甚。经常腹痛、腹泻，大便脓血样，每日 3 ~ 4 次，质地黏稠，末次月经三月十九日。舌质淡红，苔黄厚。脉象虚数。

诊断：不孕症。

辨证：湿热蕴阻，中气下陷。

治疗原则：清热化湿，补气升提。

处方：炒苍术 12g，黄柏炭 12g，藿香 15g，厚朴 6g，乌药 5g，木香 6g，黄芪 10g，炒升麻 5g，川萆薢 30g，薏苡仁 30g，建泽泻 12g，茯苓 10g，旱半夏 10g，吴茱萸 2g，焦山楂 20g。

嘱测量基础体温，填表格。

二诊：三月二十四日，服药三剂。腹痛大减，脓血便未见，大便次数仍然三次。稍感头晕，上方减黄芪、升麻，加枳壳 10g，五倍子 6g，炒白术 10g。

三诊：三月二十九日，腹痛未作，脓血便未见，大便每日 1 次。饮食大增，精神振奋，再进三剂。

四月二十三日，基础体温持续升高，月经未至，告愈。

体会：久病湿热，蕴结下焦，胞宫气血运行失畅，影响精卵结合，故而不孕。

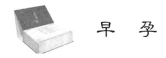

早 孕

医案 秦某，女，21 岁。一九九〇年十月九日来诊。

主诉：房时阴内干痛 3 天。

现病史：患者 13 岁初潮，周期 30 天，较准，经期无明显不适。今年十月一日结婚，3 天前行房，突然感觉阴内干痛，事后牵引小腹部疼痛。昨天到某所求治，医生诊断为肾虚，给予六味地黄丸口服，药后不久，出现小腹部疼痛，良久方止，再服再痛。今来我处求治。患者体格较健，很少患病，性格开朗，不爱生气。无寒热，出汗不多，睡眠佳。食欲近期转佳，欲食鲜艳食物，口不渴，二便可。舌质淡红，舌苔薄白。脉象沉缓有力。末次月经

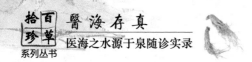

九月十六日，白带无，外阴无肿胀，婚前常同居。

诊断：①早孕；②性交阴痛。

辨证：生理反应。

治疗原则：①安慰剂，枸杞子适量泡饮；②基础体温测量。

3天后复诊。

十月十二日，基础体温线性升高。

体会：性交阴痛，多因情志失调，房事过急，妇科疾病引起。该患者无特殊病因，根据婚前同居史，白带消失，阴内干痛，欲食鲜艳食物，特别是服用六味地黄丸后出现小腹部规律性疼痛，这是一种特殊表现，因此疑诊妊娠。3天后基础体温测量，进一步确诊。牡丹皮具有消瘀通经作用，历代医家把它列为妊娠禁忌。六味地黄丸恰恰含有牡丹皮，患者服后出现小腹痛，为早期妊娠提供了重要依据。

 恶 阻

医案 邵某，女，24岁。二〇一三年三月三十日来诊。

主诉：怀孕3个月，呕吐不止月余。

现病史：患者13岁初潮，周期较准，婚后3年一直正常。末次月经元月四日，二月份月经未潮，自购早早孕测试强阳性。一月前出现呕吐，初期未曾重视，病情进一步加重，某所给予静脉滴注，治疗5天症状依然，今求中药试治。患者形体偏胖，面色微红，无寒热，不出汗。饮入即吐，多为酸水，有时为苦水。平素胸胁闷胀，口渴多饮。小便如常，大便微干。舌质淡红，苔白厚。脉象弦滑。

诊断：恶阻。

辨证：肝胃失和。

治疗原则：抑肝和胃，降逆止呕。

方剂：苏叶黄连汤加味。

处方：紫苏叶 10g，黄连 6g，旱半夏 10g，茯苓 10g，连翘 20g，竹茹球 1 个，生姜 1 片。

服药一剂呕吐即止，再剂痊愈。

体会：妊娠后，血聚于胞宫以养胎，肝血相对不足，肝气偏盛，失于疏泄，挟冲气逆犯于胃，出现呕吐酸水苦水，因兼有内热故口干口渴。

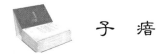

子 痫

（医案） 王某，女，25 岁，已婚。一九八八年三月十三日八点来诊。

主诉：声音嘶哑半月，呛咳 10 天。

现病史：半月前，患者傍晚出现咽干，次日出现音哑。某所诊断不详，给予卡那霉素、林可霉素、鱼腥草肌内注射，含化度米芬片。10 天前又出现呛咳，医生给予氨苄西林、地塞米松磷酸钠注射液静脉推注。病情未能有效控制，今求中药试治。患者已婚 5 年，至今未育，身高 1.54m，体重 80kg。自述身体健康，极少生病，平素怕热，多汗，注射氨苄西林、地塞米松后头痛，烦躁失眠，盗汗。晨起左侧胸部至同侧腋下胀痛，喑哑，咳嗽午后加重，口干咽燥，但是咽部不痛。食欲佳，食量大。小便可，大便干燥，舌质红苔黄厚燥。脉象滑数。末次月经二月十一日，周期 30 天极准，量少，色正常，经前微有小腹痛。今值行经日，尚未至，白带少。腋下体温 36.7℃，口腔温度 37.4℃，血压 130/90mmHg，心（一），肺（一）。

诊断：子痫；子嗽。

辨证：痰火犯肺。

治疗原则：清热化痰，润肺利咽。

处方：霜桑叶 10g，炙枇杷叶 10g，海浮石 20g，海蛤粉 20g，地骨皮 15g，栀子 10g，淡豆豉 6g，炒白僵蚕 20g，阿胶（烊化）10g，浙贝母 10g，

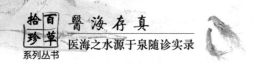
麦冬 20g，鱼腥草 30g，陈皮 6g，厚朴 6g，半夏 6g，茯苓 6g。

二诊：三月十七日，服药三剂，喑哑咳嗽未减，烦躁失眠盗汗未作，月经未至。上方减栀子、淡豆豉，再服三剂。

三诊：三月二十一日，喑哑呛咳症状明显好转，效不更方，迭进三剂。

体会：妊娠后，阴血聚于下，阴精不能上荣，肺失濡润而咽干、喑哑。另外阴虚生内热，虚火冲逆，上炎犯肺，热伤肺津，肺失濡润而呛咳。患者痰湿素盛，气机多有不畅，郁而化热，痰热气合邪结于胸中，引起喑哑呛咳。

注：左胸部至腋下胀痛，乃妊娠后，乳腺管的生理学扩张，为产后哺乳作准备。口腔温度在行经日较低，今反而升高，乃妊娠后妊娠黄体继续分泌孕激素所致。

 产后乳汁自出

医案 1 刘某，女，23 岁，已婚。一九九二年五月七日来诊。

主诉：产后乳汁自动外溢 1 个月余。

现病史：1 个月前，患者剖腹产 1 男婴，1 周后感觉乳汁自动外溢，未重视。产后进食厚味较多，症状反而加重，今求中药治疗。患者面色红，自汗盗汗，经常头晕头胀痛，心烦易怒。晨起口苦，小腹部阵发性轻痛，饮食一般，大便干燥，小便微黄，味臊。经未至，两乳发胀，自动溢乳，质稠量少。舌质红，苔黄厚。脉象弦数。

诊断：产后乳汁自出。

辨证：肝经郁热。

治疗原则：疏肝解郁清热。

处方：牡丹皮 10g，栀子仁 10g，醋柴胡 15g，当归 10g，生白芍 20g，生地黄 15g，枸杞子 10g，麦冬 10g，炮穿山甲 10g，炒王不留行 20g，丝瓜络 20g，盐知母 10g，盐泽泻 10g，茯神 15g。

二诊：五月九日，服药两剂，乳汁如泉，不再浓稠。两乳仍有胀感，外溢明显减少。效不更方，再进两剂。

体会：患者情志失畅，由来已久，郁怒不解，肝阴暗伤，进而肝火亢盛，热迫乳汁则妄行。气机失畅，乳脉壅阻，因此乳汁稠少，乳胀。

医案 2　李某，女，20 岁，已婚。一九八七年二月十一日来诊。

主诉：乳汁自动外溢 2 个月。

现病史：2 个月前，患者剖腹产 1 女婴。产后 1 周左右，未哺乳时感觉乳汁外溢，由于月内儿摄乳量少，未曾重视。半月来，婴儿摄乳量大增，备感乳汁不足，婴儿又不愿摄入奶粉，今求中药试治。患者形体消瘦，面白无华，无寒热，自汗盗汗。平素经常头晕，多梦易醒。少气懒言，四肢乏力，小腹空坠。口不渴，食量少，食欲差。小便清频，大便便意频，无腹泻。月经未至，两乳房偏小，柔软，仅清晨微胀，乳汁约两小时左右开始自动外溢，较清稀。舌质淡苔薄白。脉象虚细。

诊断：产后乳汁自出。

辨证：心脾两虚。

治疗原则：补气固摄，健脾养血。

方剂：归脾汤加减。

处方：红参 10g，炙黄芪 20g，炒白术 10g，炙甘草 6g，当归身 10g，炒白芍 15g，炒酸枣仁 30g，首乌藤 30g，芡实 30g，麦冬 10g，五味子 10g，炒枳壳 10g，炒升麻 3g，通草 6g。

二诊：二月十四日，服药三剂，乳房觉胀，仍溢乳。其余症状明显减轻。效不更方又服九剂告愈。

体会：患者产后体弱，调养失当，气血不充。脾气虚，中气下陷，无力升举固摄无权，乳汁失约，内脏下垂。心主血脉，主神志，血虚心失所养，故面白无华，多梦易醒，脉象虚细。

产后乳汁不行

【医案】 陈某，女，25 岁，二〇一一年十二月三十日来诊。

主诉：产后 4 个月，乳汁甚少。

现病史：二〇一一年九月，患者剖腹产下 1 男婴。产后乳房膨胀，乳汁不多，进食较多催乳食物，效果不理想。近两个月来，乳汁分泌甚少，婴儿拒绝其他奶粉，已经出现明显营养不良现象，患者极其苦恼，今求中药调治。患者形体偏瘦，面色偏白，发黄稀疏。无寒热，出汗少，口不渴。主诉乳房柔软，无胀感。饮食一般，小便可，大便两天一行，开头干。舌质淡嫩有齿痕，苔薄白。明显缓弱。

诊断：产后乳汁不行。

辨证：气血虚弱。

治疗原则：健脾益气，养血增乳。

处方：红参 5g，当归 15g，炒白术 12g，麦冬 15g，枸杞子 20g，制何首乌 20g，菟丝子 30g，川芎 10g，鹿角胶（烊化）12g，通草 15g，砂仁（后下）3g，炙甘草 12g。

二诊：二〇一二年一月二日，服药三剂。药后乳汁充足，满足哺乳，索服六剂，巩固疗效。

体会：患者平素脾气虚弱，产后耗气伤血，乳汁化源匮乏，无乳可下，故乳房无胀感。

产后身痛

【医案 1】 陈某，女，46 岁。一九九六年六月七日来诊。

主诉：产后半月出现关节痛，至今 22 年。

现病史：22 年前，患者初产，正值大暑，酷热难忍，卧室内打开电风扇，昼夜未停。半月后，全身关节如脱，继之刺痛，凉风入骨。遂到某院就诊，多项检查，各项指标均在正常范围。20 多年来，多方求治，至今未愈。患者形体适中，面色微红。怕风，感觉全身各处进凉风，出汗少。两腿关节疼痛较为严重，不能任地，行走困难。不能劳动，变天前 2 天疼痛明显加重，两足肿胀，关节活动尚可，活动时咯巴作响。睡眠佳，饮食一般，二便常可。舌质淡苔白厚。脉象沉缓。

诊断：产后身痛。

辨证：风寒型。

治疗原则：养血祛风，散寒止痛。

处方：当归 10g，川芎 10g，熟地黄炭 20g，广地龙 10g，制草乌 3g。

二诊：六月二十二日，服药十剂。症状明显改善，效不更方，再服十剂。

三诊：七月六日，关节已不疼痛，但是变天前仍有预感，选进十剂巩固治疗。

体会：产后百脉空虚，骨节大开，患者贪凉大开电风扇，风寒之邪乘虚而入，留滞经络、骨节，血行受阻，不通则痛。寒邪独盛，故疼痛剧烈。

医案 2　王某。女，23 岁。一九八八年二月十五日来诊。

主诉：产后 1 个月，肩背疼痛 20 余天。

现病史：1 个月前，患者顺产 1 女，由于室内温度偏高，出汗较多，因此衣着偏少。1 周后，出现肩背疼痛，未重视。近期症状逐渐加重，特来我处求治。患者形体偏胖，怕冷，多汗，肩背疼痛，有进风感。食欲佳，食量可，口不渴。小便常可，大便头干。舌质淡红，舌苔白厚。脉象沉缓。

诊断：产后身痛。

辨证：外感型。

治疗原则：养血祛风，温阳散寒。

处方：当归 10g，熟地黄 30g，细辛 3g，麻黄 5g，肉桂 6g，炮干姜 8g，炒白芥子 15g，阿胶（烊化）10g，炙乳香（后下）6g，炙没药（后下）6g，甘草 6g。

二诊：二月十九日，服药三剂。疼痛大减，效不更方，继服六剂而愈。

体会：产后气血大亏，阳虚失固，保护失当，易感风寒，邪阻经络，不通则痛。

医案3 赵某，女，23岁。一九九二年十月四日来诊。

主诉：四肢关节冷痛1个月。

现病史：1个月前，患者初产，由于天气炎热，产房内后窗一夜未关，次日感觉膝关节进风，未重视。近日感觉症状加重，特来我处求治。患者怕风，自汗多，手足关节进风感，疼痛，麻木，吃饭时饭筷常常不觉落地。有时头晕，饮食一般，二便常可。舌质淡红，舌苔薄白。脉象细缓。

诊断：产后身痛。

辨证：外感型。

治疗原则：养血祛风，散寒止痛。

处方：当归12g，川芎12g，熟地黄20g，制草乌3g，鸡血藤30g，千年健10g，炒白芍药6g。

二诊：十月十日，服药六剂。疼痛大减，效不更方，再进六剂。

三诊：十月十七日，症状消失，今索六剂巩固治疗。

体会：产后体虚，风寒之邪乘虚而入，留滞经络，气血运行不畅，故冷痛麻木。

产后腰痛、足跟痛

医案1 董某，女，32岁。二〇〇八年五月三十日来诊。

主诉：产后腰痛，足跟痛6年。

现病史：二〇〇一年九月，患者顺产次子。回家后，原先铺的凉席未揭，和衣而卧。不久出现腰痛、足跟痛，虽然经过治疗，但是病情未能控制。患者怕冷，腰背部容易出汗，汗后后背怕冷更甚，经常腰膝酸软，四肢乏力，脚后跟疼痛。经常头晕耳鸣，饮食一般。二便常可。末次月经五月二十二日。

舌质淡红苔薄白。脉象缓弱。

诊断：产后腰痛、足跟痛。

辨证：肾虚感寒。

治疗原则：补肾健腰，散寒止痛。

处方：骨碎补 12g，熟地黄 20g，当归 12g，鸡血藤 30g，鹿角胶（烊化）12g，千年健 10g，川芎 10g，川续断 10g，桑寄生 12g，制草乌 3g，炒白芍药 6g。

二诊：六月十日，服药九剂。症状明显改善，效不更方，再服九剂而愈。

体会：该患者三病合一，既有产后腰痛、足跟痛，又有腰部感寒。总由分娩劳伤肾气，百脉空虚，虚弱之体未得恢复，风寒之邪乘虚而入，久居筋脉，血行失畅，筋脉失养。

（医案2）　韩某，女。一九八五年十月二十八日来诊。

主诉：产后出现腰痛 1 年余。

现病史：去年七月，患者顺产 1 子，未及 1 周，出现腰痛，未曾重视。满月后多方求治，至今未愈。患者怕冷少汗，腰部酸痛，遇冷加重。饮食一般，二便常可。月经周期 40 余天，量少色暗，有大块，经行小腹部疼痛，块下痛减。舌质淡苔白厚。脉象沉迟。

诊断：产后腰痛。

辨证：阳虚血瘀。

治疗原则：温肾助阳，活血化瘀。

处方：黑附子（先煎 1 小时）10g，肉桂 3g，桂枝 6g，盐补骨脂 6g，荆芥 10g，炒桃仁 10g，红花 10g，茯苓 10g。

二诊：十一月五日，服药三剂。腰痛明显减轻，怕冷不再，再服三剂善后。

体会：产后气血大伤，肾气也伤，阳气虚弱，腰为肾之腑，故腰部出现酸软、冷痛。阳虚日久，胞脉失温，因而寒凝，血滞经脉，出现痛经，块下痛减。

（医案3）　王某，女。二〇〇五年三月八日来诊。

主诉：腰骶部疼痛 7 年余。

现病史：7 年前，患者小产不久，劳累过度，出现腰骶部疼痛，未曾重视。

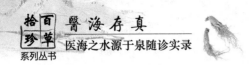
近几年来，病情逐渐加重，多方求治，至今未愈。患者形体消瘦，面色无华，手足经常发凉，无汗。经常头晕乏力，失眠多梦。腰骶部疼痛，犹如折断一般，活动后加重，得温则舒。食欲差食量少，口不渴，二便常可。月经周期尚准，量少色正，无块。舌质淡红，舌苔薄白。脉象细弱。

诊断：产后腰痛。

辨证：肾精不足，督脉空虚。

治疗原则：补肾填精壮督。

处方：龟甲胶（烊化）20g，鹿角胶（烊化）20g，红参6g，炒白术10g，熟地黄20g，山茱萸10g，盐杜仲20g，川续断15g，骨碎补15g，鸡血藤20g，百合20g，五味子5g，乌梢蛇20g，茯苓10g。

二诊：三月十二日，服药三剂。症状明显好转。效不更方，再服三剂。

三诊：三月十六日，腰骶疼痛再减，睡眠仍差。原方加首乌藤60g，炒酸枣仁30g。

四诊：三月二十日，诸症消失，迭进三剂巩固疗效。

体会：小产与正产相似，产后百日为产褥期，理应慎起居，戒劳作，调养呵护。患者产后精血大亏，劳累过度，督脉空虚，导致肾督失充，产生虚痛。

阴 疮

医案 姚某，女，42岁，已婚。一九九〇年八月四日来诊。

主诉：阴内痒痛5天。

现病史：5天前，患者感觉阴内痒痛。后到某所就诊，医生诊断不详，给予甲硝唑（灭滴灵）等口服，外用花椒煎水熏洗。昨行房事，双方感觉困难，事后发现有血液混出。洁阴时发现阴道右侧壁有一肿块，花生大小，质偏硬，触痛。今求中药试治。患者面色暗红，午后微觉发热乏力，多汗，平素心情烦躁，易怒，口干口苦。小便黄灼热，大便干。阴内痒痛交作，带下黄赤，味难闻，末次月经七月二十二日。舌质红苔黄厚。脉象弦数。

诊断：阴疮。

辨证：湿热下注。

治疗原则：清热利湿，杀虫消疮。

方剂：龙胆泻肝汤加减。

处方一：龙胆草 3g，栀子仁 10g，盐黄柏 10g，柴胡 3g，生地黄 15g，赤芍药 15g，当归 5g，泽泻 10g，车前子（包）20g，蒲公英 20g，甜地丁 30g，地肤子 30g，皂角刺 10g，川楝子 6g。

处方二：苦楝皮 30g，地肤子 30g，煎水熏洗。

二诊：八月六日，服药两剂，痒痛大减，原方减皂角刺，再进两剂。外用同前。

体会：患者情志失调，气血失畅，郁而化热，损伤肝脾，肝热内盛，脾壅湿聚，湿热下注，毒聚生虫，虫蚀生疮。内因是变化的根本，外因是变化的条件。适当外用，常常事半功倍。

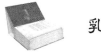

乳 泣

医案 刘某，女，15 岁，学生。一九八五年十月二十七日来诊。

主诉：两乳微胀，外溢清水 1 周。

现病史：患者 14 岁月经初潮，周期较准，带经 4 天，无明显不适，末次月经十月六日。1 周前，感觉乳胀，外溢清水，苦于羞涩，不愿上学。家长起初未重视，病情不断加重，今求中药试治。患者面色微红，形体消瘦，无寒热，出汗不多，平常易生气，心情烦躁，头常痛。口干口苦，饮食一般，小便黄，大便常可。舌质红苔薄黄。脉象弦数。主诉两乳微胀，微痛，溢清水，白天胸前被浸湿，夜间可浸湿所盖之被，极其苦恼。

诊断：乳泣。

辨证：气郁化火。

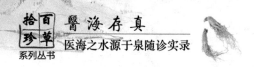

治疗原则：疏肝解郁，清肝泻火。

方剂：丹栀逍遥散加减。

处方：牡丹皮 6g，栀子仁 6g，醋柴胡 15g，白芍药 15g，当归 10g，盐知母 10g，黑桑葚 10g，茯苓 10g，薄荷 5g。

二诊：十月三十日，服药三剂，两乳溢液停止，口仍苦。效不更方，再进三剂善后。

体会：少年未婚女性，情志失调，肝气失畅，郁而化热，冲任逆乱，迫乳外溢。乳房为肝胃冲脉所过之处，因此疏肝解郁，清热泻火，可使肝气得疏，冲任和调，阴血循经，各行其道。

第四篇 儿科篇

小儿的生理特点是脏腑娇嫩，形气未充，生机勃勃。病理上发病容易，变化迅速，易虚易实，易寒易热。但小儿属纯阳，活力充沛，易趋康复。病因以外感病较多，饮食次之，胎毒致病较为广泛，不可忽视，篇中还附有专论。本篇中对麻疹的诊断治疗，独具匠技，有益临床。

 初生儿不便

医案 王某，男，出生 3 天。一九八八年九月十二日初诊。

主诉：出生后未大便，伴昏睡体软 3 天。

现病史：患儿九月十日晚出生，体重 3.5kg，体检未发现异常。昨天下午，家长发现患儿多睡，未曾重视。今晨感觉异常，找来医生，医生检查后考虑为：新生儿中毒。患家疑虑，遂来我处，求中药试治。患儿处于昏睡状态，面色微红，口唇干燥，腹部膨大如鼓，偏硬。哭声低，小便不多，大便在服泻油后至今未见，肢体软。体温 37.2℃，心肺未闻及异常杂音。舌深红，苔白厚。

诊断：初生儿不便。

辨证：胎热壅肠。

治疗原则：通腑泄热。

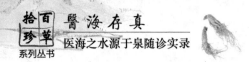

方剂：自拟。

处方：生大黄 10g，熟大黄 10g，淡竹叶 3g，灯心草 3g，槟榔 5g，薄荷 3g，甘草 3g。一剂。水煎频服。

二诊：九月十三日，大便得下，不多，精神好转，腹胀缩小。原方再进两剂。

三诊：九月十五日，大便顺畅，每日十余次，黄白色常便，乳食有力，哭声响亮。临床告愈。

体会：患儿胎热内盛，胎毒未下，泻油导泻未能成功，热盛伤津则口唇干燥，小便少。胎热上扰清窍，因而多睡神差。

附：下胎毒

胎毒是新生儿常见的一种致病因素，妊娠期间，由于孕妇过食辛辣，醇酒厚味，情志失调，房室欲火，感受温燥夏热等因素。使五脏之火隐藏于母胞，传于胎儿，结为胎毒。初生儿应该及时泄下，否则因护理不当，容易引起湿疮痈疖，口疮，肺炎暴喘等多种疾病。因此下胎毒尤为重要。

常用方法：黄连法、甘草法、大黄法。

余常用：生大黄 3g，熟大黄 3g，水煎服。每日一剂，连用 3 天。

体会：该法对阳虚体质者禁用。

 # 出生儿目赤烂

医案　陈某，男，5 天。一九八九年三月六日来诊。

主诉：双目外眦红赤溃烂 3 天。

现病史：3 天前，患儿右目外眦出现红赤，初外用盐水擦洗，再用百日菊煎液外敷，效果不著，今晨前来就诊。视见两目外眦溃烂，流滋，眵多黏稠，烦躁哭闹，小便黄少，大便不干。舌质红。指纹青紫。

诊断：初生儿目赤烂。

辨证：心脾热盛。

治疗原则：清心降火，除湿解毒。

处方：淡竹叶 3g，灯心草 3g，桑白皮 3g，前胡 3g，薄荷 3g，钩藤 5g，麦冬 5g，生大黄 10g，熟大黄 10g。

二诊：三月八日，两目外眦红赤消退，溃面结痂，睡眠得安，小便仍黄。

处方：淡竹叶 3g，灯心草 3g，桑白皮 3g，钩藤 5g，薄荷 3g，麦冬 5g，甘草 3g。

体会：初生儿目赤烂，多由于孕母胎孕期间，感受热邪，传于母胞，聚于胎中，传于胎儿，形成胎毒，该胎毒循心经炎上，引起目赤多眵。热扰心神则烦躁哭闹。心火移热小肠则尿少而。脾湿随热动蒸，循经充斥眼睑，故睑肤溃烂。

马 牙

医案 刘某，男，9 天。一九八六年一月四日来诊。

主诉：发热哭闹不乳 3 天。

现病史：一月二日，患儿突然不乳，烦躁哭闹。急往某院求治，住院治疗 3 天，诊断用药不详，至今未愈，今求中药试治。患儿发热，无汗，烦躁，拒乳。哺乳时其母感觉患儿口气热，口唇热烫乳房。少尿，大便少。检查可见牙龈内、外侧，以及咬合面有多枚粟粒状白色颗粒，质硬。舌质红。体温 37.2℃。

诊断：马牙。

辨证：胃经热盛。

治疗原则：清热降火解毒。

处方一：淡竹叶 3g，灯心草 3g，前胡 3g，麦冬 10g，钩藤 5g，生大黄 10g，熟大黄 10g，甘草 3g。

处方二：医用绷带缠绕母亲示指，蘸冰硼散些许，搽患处。

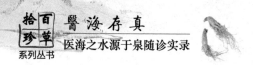

二诊：一月五日，发热已退，吮乳有力，小便仍黄，余火未尽，减大黄再服两剂。

体会：患儿胃经热盛，循经上炎，熏蒸牙龈引起。另外乳酪沉积牙床，加重并诱发该病的发生、发展。

 螳螂子

医案 张某，男，4天。一九八七年八月二十八日来诊。

主诉：口噤不乳2天。

现病史：2天前，患儿哭闹不安，吮乳困难。医生给予冰硼散吹口，效果不著。患儿面色微红，啼声沙哑，舌面生疮多个，咽部也有发生疮红赤。两侧腮板赤肿形如桑螵蛸。大便不多，小便黄少。舌质深红苔白厚。

诊断：螳螂子。

辨证：阳明热盛。

治疗原则：通腑泻热。

处方一：生大黄10g，熟大黄10g，石膏10g，生地黄15g，玄参6g，牡丹皮6g，淡竹叶5g，灯心草3g。

处方二：患处毫针点刺放血，冰硼散涂布。

二诊：八月三十日，服药两剂。症状大减，哭声仍然沙哑，原方减大黄，加胖大海2枚。

体会：足阳明胃经病，起于鼻旁，交汇于鼻根，下入上齿，还出，挟口两旁，环口唇。初生儿，胎热过盛，胎毒未下，结于阳明，循经上炎，结发于两腮，局部气血壅阻，故两腮肿硬。不通则痛，故啼哭不安。

溻尻疮

医案 李某，女，19 天。二〇〇六年二月十六日来诊。

主诉：全身皱褶处红肿溃烂 5 天。

现病史：5 天前，患儿突然哭闹，某所医生检查后未发现病因。次日，邻居大婶帮换棉衣，发现患儿腋下红赤，急用痱子粉涂搽。今天早晨，病情持续发展，特来就诊。患儿不发热，少量出汗。烦躁哭闹，二便常可。全身皱褶处红赤，皮肤表面可见丘疹、疱疹、破损处渗液，部分渗液与痱子粉混成饼条。舌质红苔白厚。

诊断：溻尻疮。

辨证：湿热浸渍。

治疗原则：清热利湿。

处方一：黄柏 3g，金银花 5g，车前子（包）5g，甘草 3g，水煎服。

处方二：取老墙土适量，放锅中加热除潮消毒，研细过筛，取细粉布患处。

二诊：二月十八日，患儿安静，患处未再渗液，红晕消退，效不更方，再进两剂。

体会：溻尻疮临床较为常见，多因尿布潮湿，浸渍过久，湿毒乘虚而入。由于尿不湿的广泛应用，发生在臀部的明显减少。由于小儿皮肤娇嫩，若护理不当，其他皮肤皱褶，常因汗液浸渍，导致湿毒内侵，滋生蔓延使本病加重。

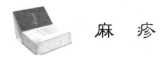

麻　疹

医案 1 陈某，男，14 岁。一九九四年二月三日初诊。

主诉：干咳伴嗓子痛 1 个月。

现病史：1个月前，患者流涕，干咳，嗓子痛。多项检查未见异常，二月一日出院，今来就诊。患者干咳，不分昼夜，几乎不停，夜间较甚，无呕吐，无流涕，每天十点左右感觉发热，但是体温计显示在36.7℃，腹痛欲哭流泪，心烦。咽部微红，口腔未见斑点疱疹。舌质偏红，苔薄。脉象浮数。

诊断：麻疹。

辨证：疹前期。

治疗原则：辛凉透疹，解毒利咽。

方剂：自拟。

处方：升麻10g，葛根10g，柽柳10g，射干8g，炒牛蒡子（捣）8g，生山楂20g，焦山楂20g。两剂。

注意：避风，忌豚脂。

二诊：二月五日，耳后出现红疹，口腔出现科氏斑。原方加淡竹叶3g，甜地丁10g。

医案2 高某，女，6岁。二〇一一年四月八日初诊。

主诉：干咳10天，伴发热3天。

现病史：10天前，患儿出现流涕干咳，卫生所给予小快克（小儿氨酚黄那敏颗粒）、头孢氨苄、蛇胆川贝液口服，药后症状加重。医生给予头孢唑林、地塞米松肌内注射。四月五日，咳嗽加剧，并伴有腹痛呕吐，医生又给予治菌必妥、地塞米松、利巴韦林、阿昔洛韦、氨溴索静脉滴注。四月七日，患儿出现高热，头痛，呕吐，多睡，咳嗽一夜不间断。急到某院求治，血液化验结果异常，白细胞总量下降，单核细胞升高，医生给予甘露醇、喜炎平、地塞米松、头孢匹胺等滴注。注后症状更加严重，今天早晨前来我处求治。患儿涕流不断，目泪汪汪，羞明怕光，面色发红，多睡，干咳不断，不时呼叫腹痛，恶心呕吐，饮食不进。体温38.9℃，呼吸24次/分钟，心率110次/分钟，心律整齐，两肺底少许湿啰音，咽部微红。口腔黏膜无斑点。舌质红苔白厚。脉象浮数。

预防接种史：间断接种。

流行病学：当地无麻疹流行，未接触麻疹患者。未患过麻疹。

诊断：麻疹。

辨证：疹前期。

治疗原则：辛凉透疹。

方剂：自拟宣毒透疹汤。

处方：升麻 10g，粉葛根 10g，西河柳 10g，射干 8g，炒牛蒡子（捣）8g，二楂各 20g。为防病变化，开出一剂。

四月九日，热咳未减，检查发现口腔颊黏膜，第二白齿处出现灰白色斑点，如针头大小，周围红润。再服一剂。嘱加强护理，避风，忌豚脂。

四月十日，头面部出现鲜红色斑丘疹，直径 3～5mm 大小。原方加淡竹叶 3g，甜地丁 10g。两剂。

四月十二日，全身手足遍布，热退咳大减，呕吐腹痛未作。但是仍不能进食，多睡乏力，目泪清清不断，不能睁目，目周皮肤犹如红妆，睑结膜红赤，巩膜微红，无眵。此乃麻毒遗目，肝肾亏损，双目失养。拟养肝明目之法治之。

处方：枸杞子 10g，菊花 7g，熟地黄 10g，桑白皮 8g，地骨皮 10g，牡丹皮 6g，建泽泻 6g，甘草 3g，两剂。药后痊愈。

体会：冬春季节，麻疹容易流行，由于普遍进行预防接种，极少数漏种，以及未能够接种成功者，该季节容易染毒，有些集中，有些散发，临床表现多不典型。因此给诊断治疗带来困难。另外由于早期使用抗生素、液体、退热剂，所以麻疹斑迟迟不现。由于中医的发热是患者的主观感觉，不能与温度计的读值为标准。由于麻毒内侵肺脾胃肠腔，气机失畅故出现腹痛。肺胃积热上攻咽喉可出现咽喉疼痛，俗称麻毒攻喉。热扰心神则烦躁。麻毒欲出不出，内传则欲哭目泪汪汪。热毒伤阴或护理失当，肝肾亏虚，双目失养，容易攻目。干咳俗称震疹子，乃麻疹特点之一。

医案3 马某，女，2 岁。一九九九年二月十五日来诊。

主诉：发热 3 天，干咳 1 天。

现病史：二月十三日，患儿突然发热，急到某所就诊，医生诊断用药不详，药后汗出热退。未几发热再起，较前更高，今晨患者出现干咳，特来我处，求中药治疗。患儿怕羞明，目泪汪汪，干咳无涕，夜间烦躁哭闹不安，开灯

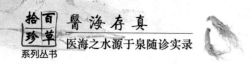
后哭闹更甚。口腔颊黏膜近第二臼齿处可见针头大小灰白色疹点，周缘红润，较密集。体温 39.5℃，曾经接种过麻疹疫苗。舌质红苔白厚。脉象数。

诊断：麻疹。

辨证：疹前期。

治疗原则：发表解毒。

处方：柽柳 10g，甜地丁 10g，淡竹叶 3g，生山楂 10g，焦山楂 20g。

嘱：忌豚脂，避风。

二诊：二月十九日，药后次日，疹出全身，第三天手足心见疹，今疹已退，体温 37℃，干咳未减，口渴烦躁。舌质红苔少。此乃邪热伤阴，拟养阴润燥，兼清余热。

处方：沙参 6g，麦冬 6g，玉竹 6g，天花粉 6g，甜地丁 10g，霜桑叶 3g，淡竹叶 3g。

体会：该患者曾经接种过麻疹疫苗，发病初期无涕，不咳嗽，因而容易被误诊。由于当年当地有麻疹散发，虽然麻疹体征不充分，但是特殊体征怕光，目泪汪汪，依然具有诊断意义。

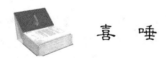

喜 唾

医案1 卞某，女，6 岁。一九九九年七月六日初诊。

主诉：昼夜吐唾 1 年。

现病史：1 年前，患者发热，近 1 个月方退，愈后不久爱好吐唾，家长屡训未果。巫医认为有虫，给予丝瓜子炒服，下虫些许，症状未缓解，后服肠虫清（阿苯达唑）未见虫体。某院医生认为是恶习，未给药物治疗。患者形体消瘦，经常腹痛，部位表述不清，时作时止，有时腹泻。吐唾不分昼夜，食后为甚，食水果后更甚。食欲一般，有汗，口干。小便可。舌淡红，苔白厚。脉象沉细。

诊断：喜唾。

辨证：脾胃虚寒。

治疗原则：温中散寒，化痰止吐。

方剂：理中安蛔汤合白金丸加减。

处方：党参 10g，干姜 3g，陈皮 6g，半夏 6g，茯苓 10g，竹茹 6g，乌梅 6g，紫苏 10g，连翘 15g，木香 3g，麦冬 6g，郁金 6g，明矾 1g 分次冲服。

七月九日，服药三剂，症状大减，效不更方，再用三剂而愈。

医案 2 某男，12 岁。一九八五年八月二十日初诊。

主诉：饭后吐唾液 3 年，加重 1 年。

现病史：患者一九八二年七月患病发热，历治 2 个月方见好转，病愈后发觉餐后唾液满口，吐出为快，半小时才能吐尽，两年前到某院求治，医生告之为恶习，未曾给药。父母经常训斥，仍不能制止。近一年来症状急剧加重，餐后吐唾长达 2 小时，夜间更甚，可吐湿被头，脊柱逐渐弯曲，家人极为苦恼。患者形体消瘦，胸椎后突，腰椎不伸。多食易饥，无寒热，不出汗，口淡不渴，二便常可。舌质淡红，苔白厚。脉象滑。

诊断：喜唾。

辨证：脾肺虚寒，饮聚胸膈。

治疗原则：温化痰饮。

方剂：二陈汤加减。

处方：姜半夏 10g，陈皮 10g，炒白芥子 8g，藿香 6g，厚朴 6g，茯苓 6g，淡竹茹 3g，麦冬 6g。水煎服。每日一剂。

二诊：八月二十二日，服药两剂，餐后吐唾未作。减白芥子，再服两剂巩固疗效。

半年后见之，腰背挺直，背偻悄然消失。

要点：伤寒论第 396 条，大病后，喜唾，久不了了，胸上有寒。患者久病发热失治，肺脾之阳大伤，脾失运化水湿，肺失输布，水液代谢障碍，寒饮内生，凝聚胸膈，故津泛满口，吐出为快。夜晚属阴，阳气潜藏，夜间吐剧。饮聚胸膈，阻遏气机，病理上相互影响，使病情进一步加重。由于唾液

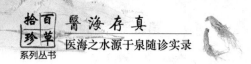

大量丢失，阴液暗耗，肌肤内脏失充，机体需求量大增，因此患者多食易饥，形体消瘦。唾为肾之液，有滋养肾精的作用，久唾肾中精气耗伤，骨髓失养，形成骨痿。

小儿腹痛

医案 1 　某男，3 岁。二〇一四年五月十五日来诊。

主诉：傍晚腹痛半年余。

现病史：半年前，患儿发热，经过输液治疗 1 周痊愈，期间出现腹痛，未引起重视。后来天天腹痛，某院诊断为：急性肠淋巴结肿大，输多种抗生素治疗，病情有增无减。后多方治疗，效果欠佳。刻诊：患儿形体消瘦，面白无华。天天傍晚腹痛，不剧烈，持续时间不长。不发热，无汗，有时烦，食欲差，食量少。二便可。舌质淡，苔薄白。脉弱。腹软，无压痛。墨菲征阴性，阑尾点阴性，结肠通气阴性。

诊断：小儿腹痛（肠系膜淋巴结肿大）。

辨证：虚寒腹痛。

治疗原则：温中健脾，缓急止痛。

处方：桂枝 3g，干姜 1g，炒白术 6g，白芍药 15g，旱半夏 6g，陈皮 10g，光木瓜 10g，焦山楂 20g，炙甘草 6g，苗柴胡 3g，酒黄芩 1g，茯苓 10g，珊瑚叶 6g。四剂。

二诊：六月十八日，服药四剂，腹痛未作。效不更方，再服四剂，巩固疗效。

体会：临床腹部检查，未发现病理性体征，排除急腹症。患儿脾阳不足，阳不胜阴，复因输液，再伤阳气。阳气失布故面白无汗，脾虚肝侮，肝脾失和，气机失畅，故烦躁有时。脏腑失温，气血失畅，脉络凝滞，故腹痛。

注：苗柴胡是指春天采的，连根带苗；珊瑚叶，为地方药，药农有售。临床体会，与紫苏、防风功能相近，可互代。

医案2 颜某,女,6岁。二〇〇八年十二月十三日初诊。

主诉:脐部以下腹痛3天。

现病史:十二月十一日,患者餐后出现腹痛,某卫生室医生诊断不明,给予氨曲南等静脉滴注3天,疗效欠佳。今往某院就医,彩超显示腹腔淋巴结肿大,数量较多,大小不一,边缘清晰规整,最大长1.2cm,宽1.2cm,厚0.6cm。医生诊断为:肠系膜淋巴结肿大。建议住院治疗,家长婉拒。患者发育良好,面色微白,无寒热,无汗,不渴,易生气。疼痛以脐部以下为主,时作时止,腹软压痛不明显。体温36.2℃。心肺未听及异常杂音,肝大肋缘下可触及,质软。脾未触及。舌质淡红,苔白厚。脉象弦微数。

诊断:小儿腹痛(肠系膜淋巴结肿大)。

辨证:肝脾失和。

方剂:痛泻药方合二陈汤加减。

处方:生白芍5g,炒白术6g,炒防风5g,炒陈皮5g,光木瓜6g,旱半夏6g,茯苓10g,紫苏10g,炒莱菔子10g,干姜1g,焦山楂20g,乌梅3g。水煎服,三剂。

二诊:十二月十六日,腹痛稍减,其他体征变化不大,守前方再进三剂。

三诊:十二月二十日:腹痛未作,食欲渐增。更进两剂巩固疗效。

十二月二十九日,彩超报告,腹腔淋巴结未见明显异常。

体会:患儿易生气,气机失畅,病在气分,忽聚忽散,故腹部疼痛,时作时止,脉弦。

医案3 袁某,女,3岁。二〇一四年九月十三日来诊。

主诉:餐中、餐后腹痛半年。加重1个月。

现病史:患者体质偏差,经常发热咳喘。半年前出现腹痛,未曾重视。近月来病情加重,经过间断治疗,未见明显好转。今日彩超报告为"肠系膜淋巴结肿大",特来我处,求中药试治。患儿偏瘦,体重11kg,两颧微红,无寒热,有时出汗,烦躁易生气,纳差,口渴欲饮。小便可,大便秘结,三日1次。舌质红,苔白厚浮黄。脉数。

诊断:小儿腹痛(肠系膜淋巴结肿大)。

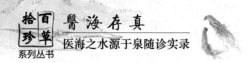
辨证：食积胃肠。

治疗原则：消导食积。

处方：焦山楂 20g，炒麦芽 15g，炒鸡内金 3g，炒莱菔子 10g，炒苍术 3g，炒陈皮 5g，白芍药 5g，醋延胡索 6g，光木瓜 10g，紫苏梗 10g，酒大黄 10g，干姜 1g。水煎服。冰糖引。两剂。

二诊：服药两剂，矢气频，疼痛未作，大便未解。效不更方，再用两剂。

体会：患儿饮食不节，积滞胃肠，气机壅阻，因而腹痛，进餐进一步加重气机壅滞，故餐中、餐后腹痛显著。积久不愈，蕴热不解，上扰心神，故烦躁。热伤阴津，肠间枯燥乏津，因而便秘。综合小儿腹痛，病因较多，临床腹部体检很难发现有阳虚体征，借助 X 线检查，可见有肠系膜淋巴结肿大，对症治疗，一般好转迅速。

小儿泄泻

【医案 1】 某男，8 个月。二月十一日来诊。

主诉：发热伴腹泻 4 个月。

现病史：精神极差，面色黄，哭声低。发热汗少，食欲差，纳少。大便黄黏液，有酸气，每日 4～5 次。尿赭量少。舌红苔黄厚。指纹紫。体温 37.4℃，肛门红赤。

诊断：小儿泄泻。

辨证：中气下陷。

治疗原则：补气升提。

方剂：补中益气汤加减。

处方一：地梢瓜 5g，炒苍术 3g，柴胡 2g，升麻 1.5g，黄柏炭 3g，生地黄炭 5g，茅根炭 5g，蒲黄炭 2g，醋五灵脂 2g，木香 1g，姜炭 0.5g。

处方二：外用紫草油涂肛。

体会：久病泄泻，定无完气，脾胃气虚，清阳不升，因而下陷，运化失常，化源不足，故面黄神差声低。阳陷于下，气血湿热互结肠道，下逼直肠，故腹痛大便黏液，肛门红赤。气虚营卫失和，故发热汗少。

（医案2）　崔某，男，2岁。一九八六年七月二十日来诊。

主诉：干呕伴腹泻1周。

现病史：本月十三日早晨，患儿突然出现恶心，继而腹痛腹泻，卫生室给予庆大霉素、爱茂尔（溴米那普鲁卡因）肌内注射，口服藿香正气散。次日症状未减，速到某院求治，住院治疗6天，未见明显效果。患儿面色微红，干呕无物，腹部疼痛时作，无寒热，多汗，口干口渴。食欲差，大便每日6～7次，稀薄色黄味不重，无脓液，无里急后重，小便正常。舌质红，苔白厚。脉象数。腹部柔软，无压痛。

诊断：小儿泄泻。

辨证：痰浊中阻。

治疗原则：化痰祛浊。

处方：至宝丸1盒。每次1丸（1.5g），口服，每天2次。

药后当日即愈。

体会：患儿痰浊内盛，阻滞胃脘，胃失和降，食糜难下，气逆而上，因而呕吐。痰浊阻肠，气机失畅，清浊不分，并走肠间，因而腹痛、腹泻。苔白厚乃痰浊内盛之象。

小儿鹅口疮

（医案）　王某，男，9个月。一九八八年八月四日来诊。

主诉：发热呕吐拒食1周。

现病史：1周前，患儿突然发热呕吐，遂到某院就诊，医生诊断用药不详，至今症状未能缓解。患儿面色红赤，发热，出汗少。烦躁哭闹，拒食，口渴，饮水、摄乳后出现呕吐，喉中痰鸣噜噜。小便黄少，大便干燥。舌质红，苔白厚。指纹紫滞。口腔舌面满布雪花状斑点。体温 37.1℃。

诊断：小儿鹅口疮。

辨证：脾胃积热。

治疗原则：清热解毒，散火通便。

方剂：泻黄散加减。

处方一：甘草 6g，石膏 20g，栀子 5g，防风 4g，藿香 3g，生大黄 10g，熟大黄 10g，连翘 10g，麦冬 10g，灯心草 5g，竹叶 3g。两剂。

处方二：挖出鸡窝内土狗些许，焙焦研粉外搽。

当日哭闹减少，次日热退呕止。1 周后雪片减退。

体会：患儿脾胃素有伏热，复感邪毒，热毒蕴积，不得发越，循经上蒸于口，灼伤肌膜，气血阻滞而肿溃。热积胃肠，耗津伤液，肠道津亏，因而便秘。热移膀胱小便黄少。胃失和降气逆于上则呕吐。

肠 结

医案 王某，女，3 岁。一九八八年六月一日初诊。

主诉：饮食未进 5 天，伴呕吐 2 天。

现病史：五月二十八日，患儿无故拒食，连续不食，吓坏家长。后到某院检查，未发现具体病因，数劝无功，昨天出现呕吐，再次前往医院，医生诊断为酸中毒，静脉输液 1 瓶，第二瓶被患儿拔下。今日前往医院，数次穿刺未能成功，遂来我处试治。患儿双目窠下陷，体重骤降，疲软无力，皮肤松弛。无食欲，饮入即吐，烦躁，自汗。小便黄少，大便五日未下。舌质红，苔黄厚燥。脉象数。

诊断：肠结（粪便性肠梗阻）。

辨证：阴伤变证。

治疗原则：开胃消导，滋水行舟。

方剂：自拟。

处方一：内关、三阴交、承山、委中，指针强刺激。

处方二：生山楂 100g，焦山楂 30g，麦冬 20g，石膏 30g，槟榔 20g，沉香木 10g，淡竹叶 10g，薄荷 10g，泽泻 30g，冰糖 100g，茶叶 1g。

用法：水煎 20 分钟，频服。

二诊：六月二日，食欲旺盛，呕吐未作，大便泻下较多，羊粪状黑便。小便仍少。

处方：麦冬 20g，淡竹叶 5g，茶叶 1g，冰糖 50g。水煎频服。药后病愈。

体会：患儿饮食失节，损伤脾胃，胃肠失降，食糜结聚肠间，肠腑失通，气血运行受阻，转化失职，因而拒食，便秘。由于结阻偏上，故呕吐频作。由于呕吐频繁，失液较多，阴液补充不足，故出现阴伤变证。

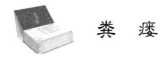

粪　瘘

医案　王某，女，3 个月。一九八八年十一月十七日来诊。

主诉：尿布前端未大便时出现粪便 3 天。

现病史：10 天前，患儿无故出现低热，经过服药治疗 2 天热退。3 天前，家长给患儿更换尿布，发现尿布前端有少许黄色粪便，未重视。3 天来，每次换尿布均发现粪便，婆媳二人确认患儿未大便，今来我处求治。患儿出生后未下过胎毒，奶粉喂养，不发热，出汗少，无涕，不咳嗽。食量一般，二便常可。体温 36.8℃，心率每分钟 170 次，心律整齐。舌质偏红，苔中后部白厚。检查：前阴内右侧可见绿豆大小溃疡一处，周缘略高，鲜红色，按压周缘可见黄色粪便挤出。

诊断：粪瘘。

辨证：正不胜邪。

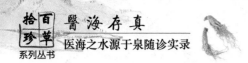
治疗原则：补气生肌，解毒敛疮。

处方一：黄芪 3g，薏苡仁 10g，甘草 3g。水煎服。

处方二：常规消毒，用止血钳夹持白砂糖颗粒，充填溃口。

20 天后，患处完全愈合，疮口平复如常肤。

体会：该粪瘘见于 3 个月婴儿，比较少见。患儿奶粉喂养，胎毒未下，先天不足正气，以至于湿热之邪下注肝经，互结成毒，壅于前阴，腐蚀成疮。由于哑科原因，初期未能及时发现局部体征，经过酿脓期，脓溃毒泄热退，形成内溃穿透肠道，外溃前阴的瘘道。颇似西医的尿道直肠瘘。

第五篇　五官科篇

　　本篇记录了包括眼、耳、鼻、咽、喉、口齿等窍病，它们皆为五脏之门户。如脾气通于口，肺气通于鼻咽喉，肝开窍于目，肾气开窍于耳，即五脏疾病通过经络发生于上窍的临床表现。本篇虽然病种复杂，但是按照脏腑经络辨证规律，调和脏腑经络阴阳平衡之法治疗，合以某些特定药物，皆能水到渠成，具有一定的借鉴意义。

耳胀、耳闭

【医案】　赵某，男，71岁。一九八二年求诊。

主诉：发热眩晕耳鸣耳重听1个月余。

现病史：清明前，患者去扫墓，一路徒行，感觉劳累。当晚发热，服姜茶一碗，发汗较多。次日出现眩晕耳鸣耳重听，服药至今，未间断治疗，效果欠佳。患者老年男性，体质较差。自觉发热头晕，两耳呼呼如风，听力下降明显。自汗乏力，夜尿频。体温36℃，血压临界。舌质淡红，体胖大。脉象虚大。

诊断：耳闭耳胀。

辨证：中气下陷。

治疗原则：升提中气。

处方一：吹空拳，每次5分钟，每天数次。

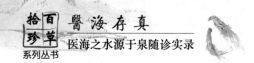

处方二：老黄牛尾 20g，水煎服。七剂。

1 个月后遇见，早好啦。

体会：患者 70 多岁高龄，疲劳过度，耗伤中气，气虚下陷，耳窍经气失畅。吹空拳鼓动阳气上升，使内陷的鼓膜复原。

注：黄牛尾也叫蓬子菜，野生资源匮乏，采药工将其两次收割。第一次夏收质量较佳，称为老黄牛尾；第二次收割的质量稍差，称为青黄牛尾。

 伤风鼻塞

医案 白某，女，30 天。一九八六年六月二十六日来诊。

主诉：鼻塞、咳嗽半月，呛乳 10 天。

现病史：半月前，患儿突然出现咳嗽，遂到医院求治。医生检查后，未发现明显异常，建议多饮开水，并给予药片数种，名不详。10 天前，咳嗽未止，哺乳时患儿出现呛乳。住院治疗 1 周，诊断用药不详，症状未见缓解。今来我处试治。患儿母乳哺养，面色微红，鼻塞欠通，不发热，无流涕，白天自汗，夜间盗汗，时常啼哭。咳嗽不著，无痰。小便可，大便色黄，每日 7～8 次。余用手堵塞鼻窍，患儿即哭，鼻黏膜干红。舌质红苔薄黄。脉象疾。体温 36.8℃。

诊断：伤风、鼻塞。

辨证：外感风热。

治疗原则：疏风散热。

方剂：银翘散加减。

处方：金银花 4g，连翘 5g，薄荷 3g，前胡 3g，桔梗 3g，淡竹叶 3g，灯心草 3g，芦根 4g，麦冬 10g，甘草 3g。

一剂煎水频服。

二诊：六月二十七日，服药一剂，一夜咳嗽未作，呛乳症状稍有减轻。效不更方，再进一剂。另外余给予患儿迎香穴按揉，大约 10 分钟，患儿突然喷嚏，当即喷出鼻屎一团块。再哺乳未作上呛。

体会：夏季炎热，患儿外感风热，邪停鼻窍，气血运行失畅，壅塞鼻窍，呼吸不利。由于新生儿不习惯有口呼吸，因此哺乳中因呼吸不能接续，出现呛乳，夜眠不实。

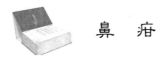

鼻　疔

医案　李某，男，52岁。二〇〇八年十月六日来诊。

主诉：鼻塞头痛1个月，鼻窍生疮12天。

现病史：1个月前，患者出现流涕鼻塞头痛多喷嚏，医生诊断为感冒，治疗多日效果欠佳。12天前，鼻窍内干燥，灼痛，用小指刚刚触及，疼痛较剧。两天后，鼻窍内起颗粒小疮，至今未愈。患者无寒热，出汗不多，头痛鼻塞，口鼻出气热。涕黄白黏稠，窍内颗粒小疮已溃结痂，痂脱后再结痂。舌质红苔黄厚。脉象滑数。

诊断：鼻疔。

辨证：外感风邪，湿热郁蒸。

治疗原则：疏风解毒，清热利湿。

处方：连翘6g，蒲公英30g，甜地丁30g，板蓝根30g，黄芩12g，石膏30g，栀子12g，辛夷花（包）10g，升麻6g，炒苍术6g，建泽泻12g，赤芍药12g，牡丹皮10g，芦根20g，麦冬12g。

二诊：十月九日，服药三剂，病症退去大半，效不更方，再进三剂。

三诊：十月十二日，诸症消失，舌质仍红，苔仍黄厚。考虑湿热之邪，未能全退，给予香连散100g，每次2g，口服，每天3次。

体会：患者素体湿热内盛，外感风邪。风湿热合邪，壅于肌肤，阻遏鼻窍，局部气血瘀滞，化热，成毒，成疮。

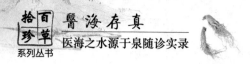

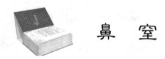

鼻 窒

医案 王某，男，15岁。一九九二年十二月二日来诊。

主诉：交替性鼻塞1年余，加重2个月。

现病史：1年前，初冬季节，患者偶感，未曾治疗。2个月前复感，症状加重，遂到某院求治，医生检查后确诊为：慢性鼻炎，建议手术。患者未从，回家后，对镜用竹筷猛捣，4天后果然减轻，可是好景不长。今求中药试治。患者面色㿠白，乏力自汗，检查头痛头昏，记忆力明显下降，饮食一般，二便常可。鼻塞呈交替性，涕清稀。舌质淡红，苔薄白。脉象缓弱。两鼻黏膜、鼻甲肿大，淡红色。

诊断：鼻窒。

辨证：肺脾气虚，邪郁鼻窍。

治疗原则：健脾补肺，宣郁通窍。

处方一：人参6g，炒白术6g，黄芪20g，细辛3g，白芷20g，炒苍耳子6g，当归10g，红花10g，皂角刺20g，薏苡仁60g，酒黄芩3g。

处方二：外用油草膏塞鼻。

二诊：十二月六日，服药四剂，症状好转，今日喷嚏出现血栓些许，减去皂角刺，再服四剂。

临床告愈。

体会：患者久病，肺脾气虚，寒湿挟瘀，留滞鼻窍，阻滞络脉，气血失畅。

注：油草烧炭加冰片少许，麻油适量，调成膏。

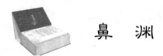

鼻 渊

医案 陈某，女，四岁。二〇〇三年十二月二十九日来诊。

主诉：鼻塞流浊涕 2 年。

现病史：2 年前，患儿感冒后出现肺炎，住院治疗 20 余天方愈。出院后，家长发现患儿鼻塞欠通，时流涕，并且逐渐加重，间断治疗，至今未愈。刻诊：患儿早晨不愿起床，有汗不多。目多黏眵，鼻塞流浊涕，冬重夏轻，经常发生咳嗽，痰多。饮食一般，二便常可。两手指肌肤甲错，舌质淡红，苔白厚。脉象沉缓。

诊断：鼻渊。

辨证：痰凝血瘀。

治疗原则：温阳化痰，宣通血脉。

处方：麻黄 2g，熟地黄 12g，炒黄芥子 3g，肉桂 1g，姜炭 1g，鹿角胶（烊化）6g，炒桃仁 4g，红花 5g，炒酸枣仁 15g，玄参 10g，薏苡仁 20g。

二诊：二〇〇四年一月五日，服药三剂，流涕明显减少，效不更方，连服十二剂获愈。

体会：患儿病起于外感风寒，失治误治，久病不愈，寒伤阳气，气失温煦，故赖床，冬天重。脾阳失运，湿浊内聚。久病必瘀，合壅鼻窍，气血失畅，鼻病缠绵。

酒皶鼻

医案 徐某，男，14 岁。二〇〇〇年一月一日来诊。

主诉：鼻准头肥大 1 年余。

现病史：1 年前，患者发现鼻准头发红，未曾重视。病情进一步发展，影响美观，家长带患儿前往某院求治，外用药膏数月，效果欠佳。患者无寒热，常常有汗，口干口渴，喜冷饮，食量大，易饥。小便常可，大便干燥。鼻准头无感觉，洗脸后紫红色，鼻翼、鼻准头明显增厚。舌质红，舌苔瘦小，苔少。脉象数。

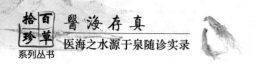
诊断：酒皶鼻。

辨证：肺胃积热。

治疗原则：清肺胃积热。

处方一：石膏 15g，黄芩 10g，肉知母 10g，炒杏仁 10g，甜地丁 30g，桑白皮 15g，枇杷叶 10g，地骨皮 15g，麦冬 10g，海浮石 20g。

处方二：如意金黄膏，外用。

二诊：一月八日，服药六剂，感觉效果良好，又服六剂。

体会：少年患者，并无饮酒史。由于肺胃积热，灼伤阴液，故口渴喜冷饮，消谷易饥，便秘。胃火熏肺，肺开窍于鼻，故鼻准头紫红。病久不愈，气血郁滞，鼻翼、鼻准头增厚。

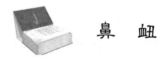

鼻 衄

医案 1 吴某，男，7 岁。一九九二年五月二十六日来诊。

主诉：两侧鼻孔交替性出血 4 年，加重 2 天。

现病史：4 年前，患儿无故出现鼻窍流血，间断治疗，时好时差。两天前，突然加重，血流难止，注射药物名称不详，效果不显著，今求中药试治。患儿肤色偏白，平素无寒热，有汗不多。鼻窍流血，交替性发生，昼夜均有发生，但是下半夜发生居多，色鲜红，量多。白天多喷嚏，患儿喷嚏时也可出现鼻窍出血。口干不渴，食欲可，食量一般。二便常可。舌质淡红，苔薄白。脉象细。

诊断：鼻衄。

辨证：气虚不摄。

治疗原则：补气摄血。

处方：党参 15g，漏芦 30g，白茅根 20g，生地黄 10g，怀牛膝 6g。三剂。药后即愈。

体会：久病鼻衄，气随血脱，气虚固摄无权，故而久久难愈。

医案2　田某，女，21岁，未婚。一九九六年六月二十二日来诊。

主诉：两侧鼻窍滴血3个月。

现病史：患者从事高温作业，室内温度30℃以上，地板温热蒸及双足。3个月前，出现鼻窍滴血，曾经服过中药，起初有效，再服效果平平。患者颜面红赤，多汗。鼻窍干燥，血液外滴，不能自觉。口干口渴。大便干燥，小便常可。舌质红苔少。脉象细数。月经周期提前3天，色鲜黏稠。

诊断：鼻衄。

辨证：阴虚血热。

治疗原则：益阴凉血。

处方：墨旱莲24g，仙鹤草40g，肉知母10g，地骨皮12g，太子参10g，牡丹皮10g，茜草15g，代赭石20g。

二诊：六月二十五日，服药三剂，未出现鼻窍滴血，效不更方，再进三剂。

体会：肺主皮毛，开窍于鼻。高温环境下，造成肺热血涌，阴液耗伤，上冲孔窍，出现衄血。

医案3　韩某，男，20岁。一九八六年二月二十三日来诊。

主诉：左侧鼻窍流血不止20分钟。

现病史：昨天中午，患者劳动，出汗较多，午后鼻塞欠通，服感冒药数种，一夜无恙。今天早饭后，感觉有涕，用手撽鼻涕，鼻窍觉热，血流不断。急忙用冷水敷头，线扎中指，高举上肢，未见效果。继用棉絮填塞鼻窍，血从右侧鼻窍流出，两侧鼻窍填塞，血从口腔流出，急来我处求治。患者无寒热，鼻塞涕浊量少。舌质红苔薄黄。脉象浮数。

诊断：鼻衄。

辨证：风热犯肺。

治疗原则：清宣肺热。

处方：针灸上星、双颧髎、双迎香穴。

五针下后，血流骤减、渐减、渐止。

体会：外感风热，首先犯肺，壅阻鼻窍灼伤血络，因而鼻衄。

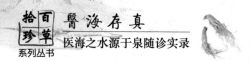
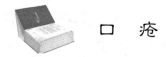

口　疮

医案1 周某，女，23 岁。二〇〇〇年十二月二十三日来诊。

主诉：口腔反复生疮、疼痛 6 年。

现病史：6 年前，患者口腔生疮，医生给予静脉滴注头孢类抗生素，口服清热解毒类药，治疗 1 周好转。停药 1 周，口疮再度发生。6 年来，发生无数次，治疗无数次，至今未能根治，特求中药治疗。患者无寒热，出汗少，两耳轰鸣，鼻孔奇痒。口干口渴，二便常可。检查：口腔左侧有豆大溃疡两处，椭圆形，周缘鲜红，疼痛较剧。舌质红，苔少。脉象数。末次月经十二月五日。

诊断：口疮。

辨证：风火内郁。

治疗原则：疏风止痒，散热消疮。

处方：金银花 10g，连翘 10g，菊花 10g，荆芥 10g，防风 10g，羌活 6g，栀子 10g，生地黄 15g，甘草 6g，茶叶 1g。三剂。

外用：黄柏粉搽患处。

二诊：十二月二十六日，服药三剂，症状锐减，效不更方，再服三剂而愈。

体会：风热之邪，侵犯中上二焦，积热上蒸，故发口疮。复因大量使用寒凉药物清滋，以至风热之邪，因寒而伏郁于内，久居于内，不得发越，循经上蒸，因而窍痒，反复生疮。

医案2 刘某，女，22 岁。二〇〇二年五月二十六日来诊。

主诉：口舌反复生疮 20 余年，加重 12 天。

现病史：患者幼患口疮，年年复发，每次都需要治疗 1 周方愈。12 天前，再次复发，输液治疗至今未愈，今求中药试治。患者形体一般，面色红赤。无寒热，不出汗，身体无疼痛。疮位置不固定，时口腔，时舌面。患者口唇鲜红，舌尖部豆大一疮，疮面凹陷，周缘红肿疼痛，饮食困难，口干不渴。小便常可，大便干燥每日一行。舌质红少苔。脉象数涩。

诊断：口疮。

辨证：心经伏热。

治疗原则：清心透热。

处方：青蒿 30g，炙鳖甲（先煎）30g，生地黄 50g，盐知母 10g，盐黄柏 10g，酒黄连 10g，牡丹皮 20g，地骨皮 15g，炒桃仁 10g，赤芍药 15g，建泽泻 10g，酒大黄 30g，节菖蒲 2g。

二诊：五月三十日，服药三剂，疮消痛减，大便仍干，再服三剂。

三诊：六月六日，口疮已痊愈，大便稍软，索三剂以意彻底治疗。

体会：温热之邪，深伏心经，与血液、阴津互结，郁而化火。舌为心之苗，心经热盛，循经上炎，故发舌疮，色赤疼痛，反复发生。

医案 3　曹某，男，2 岁。二〇〇〇年十二月十日来诊。

主诉：发热舌尖生疮 5 天。

现病史：5 天前，患儿发热，拒食，后到某所就诊，医生检查后诊断为口疮。给予青霉素等静脉滴注，口服药片数种，外用冰硼散。至今病情未见好转，特来我处求治。患儿流浊涕，怕热，动则汗出。口渴，进食困难。二便常可。舌尖生疮多个，淡黄色，豆大，凸起舌面，未溃。舌质红苔白厚。指纹紫。

诊断：口疮。

辨证：心脾积热。

治疗原则：泻火解毒。

处方一：栀子 3g，黄柏 3g，淡竹叶 3g，灯心草 3g，生地黄 6g，连翘 3g，木通 3g，滑石 10g，节菖蒲 1g，甘草 3g。三剂。

处方二：锡类散，涂布患处。

体会：患儿外感热邪，故涕浊怕热，热蕴心脾，循经上炎，熏蒸于心之苗，脾之络，因而舌尖生疮。

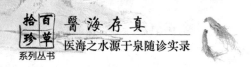

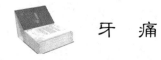 # 牙 痛

医案 1 陈某,男,31 岁。一九八八年一月十二日来诊。

主诉:牙酸痛反复发生 3 年,加重 2 天。

现病史:3 年前,患者初患牙痛,病因不详。3 年来,反复发生,每次需治疗数天方愈。昨天饭后牙塞,剔牙后不久,牙痛再次发生,服药麦迪霉素、安乃近短暂止痛。今求中药试治。患者形体肥胖,怕热多汗,口渴多饮,食量大,经常头晕易感。二便可。全牙皆痛,难分彼此,感觉以酸痛为主,吸风加重。牙齿健全,无红肿。舌质淡红,苔白厚润。脉象沉缓。

诊断:牙痛。

辨证:风寒牙痛。

治疗原则:疏风散寒,止痛。

处方:淫羊藿 30g,煎水含漱。

半年后,牙痛再次发生,原方再用再效。后再无发生。

医案 2 刘某,女,46 岁。一九八七年十二月七日来诊。

主诉:下牙痛,午后加重 3 个月。

现病史:3 个月前,患者发热身痛,经卫生室肌内注射,2 天痊愈,愈后不久,出现牙痛。间断治疗,至今未愈。患者中年女性,面色暗红,怕热多汗,有时夜间出汗。经常头晕,劳动后腰酸痛,下肢发酸,口干不渴,饮食一般,二便常可。牙痛隐隐,固定于下牙,轻浮感,咬物无力,午后加重。牙齿无缺失,牙龈无红肿,牙釉质无脱失。舌质嫩红,苔少。脉象涩数。

诊断:牙痛。

辨证:虚火牙痛。

治疗原则:滋阴益肾,降火止痛。

处方:生地黄 100g,熟地黄 100g。两剂。

二诊:十二月十一日,服用两剂,牙痛未作,肾虚当以药物缓补为宜。

原方药各 200g，适量泡茶饮。

【医案 3】　邵某，女，24 岁，二〇一二年五月二十四日来诊。

主诉：右侧牙齿疼痛，肿及面颊 3 天。

现病史：3 天前，患者突然牙痛，静脉滴注头孢类抗生素，口服去痛片（索米痛片）2 天，效果欠佳，今求中药试治。患者无寒热，无汗，头身症状不明显。右侧下牙第 7 齿活动，牙龈色紫且肿，张口困难。口渴多饮，得热疼痛加重。两侧颌下淋巴结肿如花生米大小，微痛，表皮不红。末次月经五月三日。舌质红苔黄乏津。脉象洪。

诊断：牙痛。

辨证：胃热上攻。

治疗原则：清胃散火，消肿止痛。

处方：黄连 10g，石膏 50g，淡竹叶 10g，北豆根 10g，玄参 10g，生地黄 30g，牡丹皮 10g，升麻 3g。

一剂即愈。

体会：胃中积热，循经上攻齿龈，故牙龈紫肿，齿动齿痛，得热痛剧。火热之邪，结聚不散，肿连面颊。

上腭痈

【医案】　闫某，男，44 岁。一九八八年十一月十三日来诊。

主诉：上腭部肿痛 2 周，吞咽困难 4 天。

现病史：2 周前，患者鼻咽部灼热，上泛咸痰，次日鼻塞流涕，多喷嚏，上腭部肿胀轻痛。某所诊断用药不详，药后汗出较多，流涕症状减轻，上腭部肿胀未减。4 天前，感觉吞咽困难，今求中药试治。患者鼻塞声重，微恶风寒，出汗不多，口干口渴。素有慢性肠炎病史，经常腹痛腹泻，多黏液，每日 3 次，小便黄赤。软腭中部漫肿，未见红赤，触之不坚，按之稍痛。舌质红舌苔黄厚。

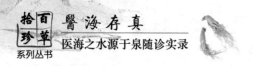

脉象浮滑。

诊断：上腭痈。

辨证：湿热内蕴，外感风热。

治疗原则：疏风散热，消肿溃脓。

处方：金银花15g，连翘12g，酒黄连10g，黄芩炭10g，辛夷花（包）10g，皂角刺10g，大黄炭5g，焦槟榔10g，广木香10g，白芍药12g，炒桃仁10g，红花10g。

二诊：十一月十五日，服药两剂，出汗顺畅，已不恶寒，今日晨起喷嚏发现有少许血液。嘱患者用力擤鼻，果然擤出大量脓血，上腭之肿顿消大半，再进两剂巩固疗效。

体会：患者内蕴湿热，外感风热，内外合邪，搏结阳明，气血运行失畅，阻于上腭，血败肉腐成痈。由于患处位置较甚，早期使用了大量抗生素，因此痈疮难溃。痈肿压迫附近组织器官，因而出现吞咽困难，声重。

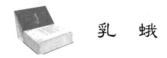

乳　蛾

医案　张某，女，26岁，已婚。一九八九年八月二日来诊。

主诉：嗓子痛20余天。

现病史：20多天前，患者突然嗓子痛，遂到某所就诊，医生检查后诊断为急性扁桃体炎，给予盐酸林可霉素、甲硝唑等静脉滴注，口服药片数种。连用1周，起初有效，再后来病情停滞，效果不著。停药后再度发生，更换青霉素等治疗，至今未愈。患者平素怕热，多汗，口渴喜冷饮，晨起口苦，口气重。小便黄，大便干燥。扁桃体三度肿大，色微红，血络紫红色。末次月经七月二十一日，舌质红苔黄厚。脉象缓滑。

诊断：乳蛾。

辨证：痰瘀互结。

治疗原则：消痰散结，通脉止痛。

处方：炮穿山甲 10g，炒王不留行 30g，鹿角胶（烊化）12g，通草 6g。两剂。
用药即愈。

体会：脾胃蕴热，上攻咽喉，聚于局部。导致肺胃经脉气血失畅，与痰搏结，
故喉核红肿疼痛，经久不消。

风热乳蛾

医案　杨某，女，六岁。二〇〇二年二月二十日来诊。

主诉：嗓子干痛 6 天。

现病史：6 天前，患儿发热嗓子痛，经过输液治疗发热消退，但是嗓子疼
痛依然，今求中药试治。患儿面色红赤，流涕黄稠，怕热多汗，咽痛而干，
吞咽困难，口渴多饮，小便常可，大便干燥，三天一行。舌质红苔黄厚。脉
象浮数。检查：咽部红赤，喉核肿大二度，颌下淋巴结肿大、触痛。

诊断：风热乳蛾。

辨证：外感风热。

治疗原则：疏风散热，解毒利咽。

处方：前胡 15g，连翘 6g，射干 10g，炒杏仁 10g，石膏 20g，牛蒡子（捣）
10g，炒莱菔子 10g，大黄 15g。三剂。

服药后即愈。

体会：素体肺热，外感风热，内外合邪，搏结于喉核，局部络脉受阻，
肌膜受灼，因此喉核肿赤疼痛。

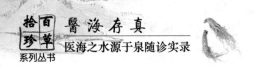

虚火乳蛾

医案 孙某，男，3岁。一九八八年七月六日来诊。

主诉：喉咙痛，进食困难1天。

现病史：今天早晨，患儿进食困难，家长见状询问，得知喉咙痛，特来就诊。患儿经常喉咙痛，有时发热，诱因不明显。两颧潮红，手足心热，唇赤，咽部微红，喉核肿大二度，口干饮水不多，小便可，大便干燥。舌质红苔少，脉象细数。

诊断：虚火乳蛾。

辨证：肺阴虚。

治疗原则：养阴润燥。

处方：生地黄15g，麦冬15g，胖大海10g，射干10g，北豆根5g，甘草3g。一剂。

用药后即愈。

体会：肺阴不足，虚热内生，消烁阴液，喉失濡养，该患者合并阳明热盛征象，一并治疗，防止复发。

喉痹

医案 刘某，女，72岁。二〇〇三年十二月十七日来诊。

主诉：咽干咽痛2个月余。

现病史：2个月前，患者突然嗓子痛，某所诊断不详，静脉滴注治疗半月，病情有增无减。后多方治疗，至今未愈。患者老年女性，形体消瘦，无寒热，时出汗，全身无明显不适，饮食一般，二便常可。血压110/70mmHg，血糖5.4mmol/L。咽部淡红，后壁无滤泡，扁桃体位于咽隐窝内，悬雍垂无肿大。

舌质淡红，苔白厚。脉象滑数。

诊断：喉痹。

辨证：痰郁互阻。

治疗原则：开郁化痰。

处方：旱半夏 12g，厚朴 15g，紫苏 10g，玫瑰花 10g，炒枳实 6g，陈皮 10g，茯苓 20g，射干 10g，炒白僵蚕 30g，浙贝母 15g，云故纸 10g，胖大海 6g，玄参 10g。三剂。

二诊：十二月二十一日，服药三剂，咽干咽痛症状顿失，再服三剂巩固治疗。

体会：喉痹，顾名思义，是喉部发生痹阻不通的疾病。不独风寒风热，该患者以咽干咽痛为主要表现，但是局部并无体征，抗菌消炎输液反而加重，全身症状也不明显。因此以舌脉入手，治疗以开郁化痰，一投即中，实属罕见。

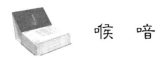

喉　喑

医案　曹某，男，75 岁。二〇〇八年十二月二十七日来诊。

主诉：咽喉如烟熏，声音嘶哑 2 天。

现病史：昨天白天，患者到娱乐场看牌，室内烟雾缭绕，空气质量较差。午后感觉咽喉如烟熏，声音不利，未治疗。今天早晨，声音出现嘶哑，某所诊断不详，给予复方磺胺甲噁唑、感冒胶囊、润喉片口服，午后未见明显改善，特来我处求治。患者老年男性，有慢性肺病史。形体偏瘦，面色潮红，无寒热，无汗，无涕，微咳，鼻窍通畅。饮食一般，二便常可。舌质红苔薄黄。脉象浮长。咽部微红，悬雍垂正常范围，扁桃体位于咽隐窝，咽后壁无滤泡。

诊断：急喉喑。

辨证：外感风热。

治疗原则：疏风散热，润肺利咽。

处方：罗汉果 3 枚，泡水饮，每天 1 枚。

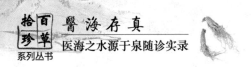
次日即愈。

体会：慢性肺病患者，素体阴亏。突然环境变化，招致风热侵袭，邪毒壅滞咽喉，肺气不降而上逆，咽喉如烟熏。声户开合不利，故声音嘶哑。

二慢喉瘖

医案 周某，女，26岁。二〇一二年二月二十二日来诊。

主诉：夜间嗓子干痛，白天吭吭而咳1个月余。

现病史：1个月前，患者声音沙哑，静脉滴注青霉素10天，含润喉片好转。但是每天夜间嗓子干微痛，白天吭吭而咳，如此清嗓舒适。无寒热，出汗少，平素心情烦躁，睡眠欠佳。饮食一般，二便常可。咽部微红，舌质红少苔。脉象细数。

诊断：慢喉瘖。

辨证：肺阴不足。

治疗原则：育阴降火。

处方：麦冬20g，玄参15g，金银花20g，云故纸10g，西青果10g，胖大海10g，桔梗3g，北豆根10g。煎沸5分钟即可。三剂。

二诊：二月二十八日，服药三剂，症状消失，效不更方，再服三剂巩固疗效。

体会：肺阴不足，虚热内生，灼伤津液，喉失濡润，开合不利，痰液黏附于喉，故吭吭而咳。

胞轮振跳

医案 邵某，女，36岁。二〇〇〇年二月二十五日来诊。

主诉：右上睑频繁跳动月余。

现病史：1 个月前，患者感觉右上睑跳动，未重视。不料病情逐渐加重，今来我处求治。患者中年女性，形体适中，面白无华。无寒热，白天自汗，动则汗出，神疲乏力，少气懒言，经常头晕耳鸣，易惊悸，失眠多梦，肢体易麻。口干不欲饮，食欲差，食量少。二便常可。舌质淡红，苔薄白。脉象沉弱。月经周期后延，量少色淡，末次月经二月十二日。

诊断：胞轮振跳。

辨证：气血双亏，风气内动。

治疗原则：补脾益气，养血息风。

处方：红参 6g，炒白术 10g，当归 12g，川芎 10g，熟地黄 30g，山茱萸 10g，炒酸枣仁 30g，远志肉 10g，节菖蒲 10g，龙骨粉 30g，天麻 15g，蝉蜕 10g，防风 6g。

二诊：三月一日，服药三剂，感觉效果特好，要求原方休作加减，连服十二剂告愈。

体会：该患者气血双亏，气虚则自汗神疲。肝主筋，血虚筋脉失养，风气内动，上犯胞睑，跳动不能自制。

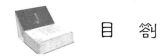

目　劄

医案　马某，男，6 岁。一九九一年十一月四日来诊。

主诉：两胞睑阵发性眨动 1 年余。

现病史：1 年前，家长发现患儿两胞睑频繁眨动，经常呵斥不能制止。后到某院求治，医生诊断不详，间断服药治疗，至今未愈。患者形体偏瘦，头发黄、面色红。无寒热，白天自汗，夜间有时盗汗。经常头晕，两目干涩。口渴喜饮，但是饮水不多，食欲佳，食量可。小便常可，大便干燥，数日一行。舌质淡红，苔少乏津。脉象细数。

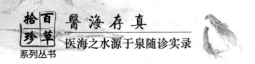
诊断：目劄。

辨证：阴虚风动。

治疗原则：育阴息风。

处方：当归 10g，川芎 6g，生地黄 15g，玄参 10g，白芍药 15g，何首乌 10g，天麻 10g，全蝎 3g，炒白僵蚕 10g，防风 4g。

二诊：十一月十二日，服药七剂，药后未见动静，再服七剂观察。

三诊：十一月二十日，两胞睑眨动次数明显减少，效不更方，继服十四剂获愈。

体会：肝阴不足，筋脉失养，虚风内动。内风挟痰，阻于络脉，胞睑正常开合失灵，因而频繁眨动。

目劄变证

医案 郭某，男。二○○一年一月十二日来诊。

主诉：左胞睑阵发性眨动 1 年，口角向左侧歪斜 1 个月。

现病史：1 年前，患者同学发现其左胞睑频繁眨动。家长带往某院求治，医生经过检查，诊断用药不详，连服 3 个月，未见明显效果。1 个月前，出现口角歪斜，经过多方治疗，至今未愈。患者形体消瘦，面色微红。无寒热，多汗，经常头晕，两目干涩。饮食挑剔，食量少，微渴，饮水不多。小便常可，大便干结，二日一行。舌质红苔薄黄。脉象细数。左胞睑不自主眨动 10 分钟左右，接着出现口角向左歪斜，右侧面部出现刺痛。

诊断：目劄变证。

辨证：虚风内动，风痰阻络。

治疗原则：育阴息风，化痰通络。

处方：当归 10g，生地黄 10g，全蝎 4g，天麻 15g，炒白僵蚕 15g，胆南星 10g，赤芍药 10g，川芎 10g，钩藤（后下）15g，玄参 10g，何首乌 10g，香附子 10g，蝉蜕 6g，防风 4g，红花 6g。

二诊：一月二十三日，服药十剂，药后未见动静，再予十剂观察。

三诊：二月二日，胞睑眨动次数明显减少，口角纠正过半，效不更方，再付十剂。

体会：肝阴不足，头目失养，因而头晕目涩，舌红苔薄，脉象细数。肝主筋，筋脉失养，虚风内动，合以痰浊瘀血气滞，诸邪壅阻络脉，筋脉拘急失调，睑动口歪。

流泪证

医案 1 董某，男，49 岁。一九九一年十一月十七日来诊。

主诉：双目流冷泪，遇风加重 10 天。

现病史：10 天前，患者冷水洗头，上班途中，突然感觉两目流泪，未曾重视。第二天发现泪凉，微有头痛，以为感冒，治疗 1 周，症状有增无减。刻诊：无寒热，无汗，前头部微痛，鼻窍通畅。两目流冷泪，泪液清稀，遇风加重。口不渴，饮食一般，二便常可。舌质淡红，苔薄白润。脉象浮缓。

诊断：泪证，迎风冷泪。

辨证：风寒湿邪，痹阻泪窍。

治疗原则：祛风除湿，温阳通窍。

方剂：川芎丸加味。

处方：川芎 30g，白芷 20g，细辛 3g，鹿角胶（烊化）10g，熟地黄 12g，炒白术 6g，菊花 6g。

数月后遇之，一剂即效，三剂未再。

医案 2 某男，55 岁。二〇〇六年三月十九日来诊。

主诉：遇风流热泪 1 个月，加重 1 周。

现病史：患者有慢性阻塞性肺气肿，天天服麻黄碱苯海拉明片（百喘朋）、

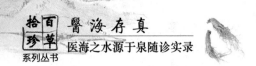

泼尼松（强的松）等药物。1月前，感觉热泪上涌，擦拭不断，入室后缓解未曾重视。1周前症状突然加重，遂到某院求治，医生检查后确诊为鼻泪管堵塞，施以药液疏通，静脉滴注抗生素。用药当天，流泪症状大减，连用6天症状依然，今求中药试治。患者无寒热，有汗不多，经常腰膝酸软，耳鸣耳聋。目眵多而且黏，感觉泪热，遇风热泪不断，入室后缓解。口干微渴，食量可。小便常可，大便头干。舌质嫩红苔少。脉象虚数。

诊断：流泪证，迎风热泪。

辨证：肝肾阴虚，风热上扰。

治疗原则：益肝肾，补阴血，散风热。

处方：墨旱莲25g，女贞子25g，木贼30g，炒白蒺藜12g，炒川楝子10g，夏枯球（后下）6g，怀山药20g，沙参15g，玄参12g，石斛15g，肉知母6g，远志肉10g。

二诊：三月二十三日，服药三剂，流泪症状未作，大便开头仍干，原方再进三剂。

三诊：三月二十七日，流泪症状未再发生，大便顺畅，临床告愈。

体会：久患肺病，肺气不足，金不生水，水不养木，形成三藏俱虚。常服温热药物，再伤阴液，虚火内炽，上蒸泪水，故泪热眵黏。另外风热之邪，侵袭肝窍，与气血搏结于泪道，泪液循环受阻，窍道不通，泪无所主，故流热泪，遇风加重。

暴风客热

医案　尹某，男，46岁。二〇一二年八月三十一日来诊。

主诉：右眼目昏20余天。

现病史：20多天前，患者右目突然红肿痒痛。某所诊断不详，给予头孢类抗生素治疗，5天后肿痛消失，但是视物目昏。后到某院眼科，医生眼底检查未发现异常，给予药片数种口服，外用眼水滴眼，至今未见明显改善。患者素体健康，很少生病，无烟酒嗜好。无寒热，多汗。睡眠佳，饮食一般，二便常可。主诉右眼目昏，视物如同玻璃上的雾气一般，微痒，多泪，多眵。舌质红苔白厚。脉象数。

诊断：暴风客热。

辨证：风热客目。

治疗原则：疏风散热，明目止痒。

处方：木贼 20g，蝉蜕 10g，炒白蒺藜 12g，荆芥 6g，石膏粉 15g，酒黄芩 6g，生地黄 10g，枸杞子 20g，炒桃仁 10g，茜草 15g，建泽泻 12g，茯苓 20g。

二诊：九月十日，服药三剂，当时未见明显效果，未再服用，昨天晚上，突然视物转清，今来再索三剂防犯。

体会：患者初起右目红肿痛痒，显系外感风热时邪，由于治疗不彻底，导致余毒留目，除寇勿尽，仍以疏风散热为主要治疗原则。

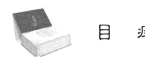

目　痒

医案　马某，男，68 岁。一九八七年七月二十一日来诊。

主诉：双上睑皮肤奇痒 1 年余。

现病史：1 年前，盛夏季节，患者挑拣废品，由于出汗较多，用手间断擦汗。后来感觉双上睑皮肤瘙痒，外用药膏涂搽，初有效，久用没效果。换用药膏多种，至今未愈。患者老年男性，体格尚健，平素无寒热，有汗不多，有时头晕一过性，睡眠佳。饮食一般，二便常可。双上睑皮肤未见皮损，局部奇痒，患处微红微肿，有眵干燥，未发现椒目。舌红苔薄黄。脉象大数。

诊断：目痒。

辨证：血热风郁。

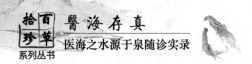

治疗原则：凉血祛风止痒。

处方：鲜槐枝一段，上火烤一端，取沥汁涂患处。连用 1 周告愈。

风牵偏视

医案　马某，女，31 岁。二〇〇〇年一月二十四日来诊。

主诉：口眼向左侧突然歪斜 2 天。

现病史：昨天上午，患者突然感觉天地旋转，移时出现口眼感觉障碍，对镜发现口眼向左侧歪斜，未重视。今天早晨，感觉症状加重，特来就诊。患者形体适中，面色微红。无寒热，易出汗。偶有头痛，睡眠尚可。口干口渴，食欲一般二便常可。经净 1 周。体温 36.6℃，血压 120/80mmHg。视口眼向左侧歪斜，眼球转动不灵，流口水。不能吹口哨，语言断断续续。舌质红苔薄黄。脉象细弦。

诊断：风牵偏视。

辨证：风阳上亢。

治疗原则：平肝息风，化痰通络。

处方：全蝎 9g，炒白僵蚕 20g，制白附子 10g，天麻 20g，钩藤（后下）20g，黄芩 6g，菊花 15g，生地黄 15g，当归 10g，川芎 10g，赤芍药 15g，白芍药 15g，防风 6g。

二诊：一月二十七日，服药三剂，未见动静，继服三剂观察。

三诊：一月三十日，口眼歪斜症状明显减轻，效不更方，又服六剂告愈。

体会：患者肝阳上亢，风动痰阻，筋脉失荣，因而弛缓，口眼动作不灵。

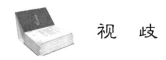

视　歧

◖医案 1◗　秦某，男，52 岁。一九八九年十月二十二日来诊。

主诉：两目昏花 10 余年，视一为二达 6 天。

现病史：10 年前，患者初感视物昏花，未曾治疗。本月十七日午饭后，发现天空出现俩太阳，再看其他都是俩。某所给予栀子金花丸口服，消炎眼药水滴眼，症状未有明显改善。患者形体消瘦，面色潮红。五心烦热，自汗盗汗。经常头晕，视物昏花，腰酸耳鸣，口干微渴，小便黄，大便干。舌质红乏津。脉象细数。

诊断：视歧。

辨证：虚火上扰。

治疗原则：滋阴降火。

处方：盐知母 10g，盐黄柏 10g，生地黄 15g，熟地黄 20g，天冬 15g，麦冬 15g，白芍药 15g，怀山药 20g，怀牛膝 15g，当归 10g，黄芪 6g。

二诊：十月二十八日，服药五剂，烦热出汗症状减轻，复视症状未改善。守方五剂。

三诊：十一月六日，复视症状依然，其他症状明显改善，继用五剂。

四诊：十一月十三日，视一为一，其余症状轻微，迭进五剂巩固疗效。

体会：该患者一派阴虚表现，目视昏花 10 余年，早期失治，病情缓进，阴虚火旺，上扰睛明。

◖医案 2◗　董某，男，40 岁。二〇〇〇年二月二十五日来诊。

主诉：视一为二达 3 天。

现病史：二月二十三日，患者中午饮白酒 350ml，体内发热，出汗不少。大约 2 小时后，出现目痛、目昏，以为饮酒过多，卧床休息。一觉醒后，视物为二。昨天到某院眼科就诊，医生给予药片数种，同时静脉滴注先锋类抗生素，不料出现严重的药物反应。今求中药试治。患者形体健壮，面色红润，无寒热，多汗，头晕，两目胀痛，视物为二，眵多且黏。口干口渴，食量大，二便可。舌质红苔白厚。脉象弦数。

诊断：视歧。

辨证：风热上扰。

治疗原则：疏风散热。

处方：杭菊花 30g，炒白蒺藜 10g，连翘 10g，石膏 30g，全蝎 10g，炒白僵蚕 20g，小枸杞 20g，车前子（包）20g。

二诊：三月七日，服药十剂，眩晕未作，目胀痛消失，复视症状仍在。原方杭菊花减去 10g，又服十二剂告愈。

体会：患者素有风痰，酒后肝热，汗后复伤风热，风热痰合邪，上扰睛明，精气耗散。因而视歧。

◆医案3◆　于某，女，32 岁。一九九七年六月二十四日来诊。

主诉：视一为二半月。

现病史：五月二日，患者产后大出血，至今身体尚未恢复。半月前，突然视物为二，后到某院就诊，医生给予数种药片口服，症状至今未缓解。患者形体消瘦，头晕目眩，神疲乏力，气短懒言，自汗盗汗，口干微渴。大便秘，小便可。未哺乳，月经未至。舌质淡红，苔薄少。脉象细弱。

诊断：视歧。

辨证：气虚不摄。

治疗原则：补气收摄。

方剂：生脉散四物汤加味。

处方：红参 10g，五味子 10g，麦冬 15g，生地黄 15g，熟地黄 15g，归身10g，炒白芍药 10g，川芎 3g，银柴胡 10g，江枳壳 3g。

二诊：七月六日，服药十剂，体力渐增，其他症状好转，复视症状仍有。效不更方，再进五剂获愈。

体会：产后大失血，气血大亏，调养失当，睛明失敛。

后 记

　　余笔名医海之水源于泉，现居山东枣庄。学生时期开始自学中医，工作后，广泛求教于民间中医，不耻下问于乡间贤君，经常进山认、识草药，了解它们的生长习性，品尝它们的性味，适时采收、炮制、施用。曾收集民间单方、验方数十本，应验者不计其数。

　　自一九八五年开始正式行医，临床 30 余年，诊治患者数十万人次，积累了大量的临床验案。对针灸推拿、中医内科、外科、妇科、儿科、五官科、伤科等都有一些独特的治疗方法。根据临床实践总结出 6 点认识：其一，分科，将复杂的疾病按科分类，找出各科疾病的特殊规律；其二，辨病，将临床收集的各种症状与体征，整合分析，鉴别，归类，给予明确的诊断；其三，求因，不厌其烦地询问，对疾病发生的原因、诱发因素、诊疗过程，详细记录，剖析疾病发生的根本原因；其四，探索病机，根据不同科别，不同疾病，力所能及地找到疾病发生、发展、变化的机制，有利于针对性诊疗；其五，选方用药，针对病因病机，有目的地选方、组方、用药，不拘于形式；其六，善于守方，自认为一把火烧不开一锅水，坚持就是胜利，不轻易因细小枝节变化而易方，因此一方到底的治疗方法比较常见。

　　本书共收集 130 多种疾病，230 多个案例。它们均为本人亲自治疗，力取各家之长，并不墨守成规，经过回访有效者加以收录。案后附有个人的心得体会，期待与读者共同探讨交流。

　　由于本人水平有限，对中医医学宝库的渊博理论理解不深，书中可能存

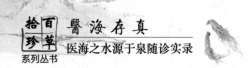
在粗糙之处，请读者批评指正。另外，由于疾病在不断的发展变化，短期疗效、近期疗效、远期疗效、间接疗效等未知的部分较多，常常因时、因地、因人而异，切忌照搬照抄，以免出现误差，贻误病情。

该书承蒙百草居中医论坛孙洪彪老师（三先生）的协助整理，在此表示感谢。

许太海

丙申春

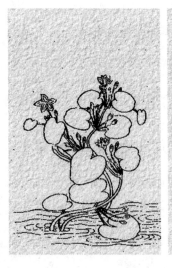
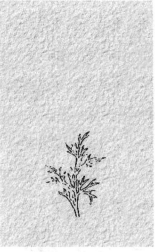
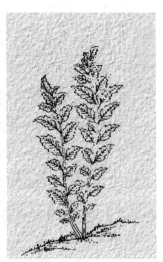